여름 바닷가 풍경

두 그림의 다른 부분 5곳을 찾아 동그라미 해보세요.

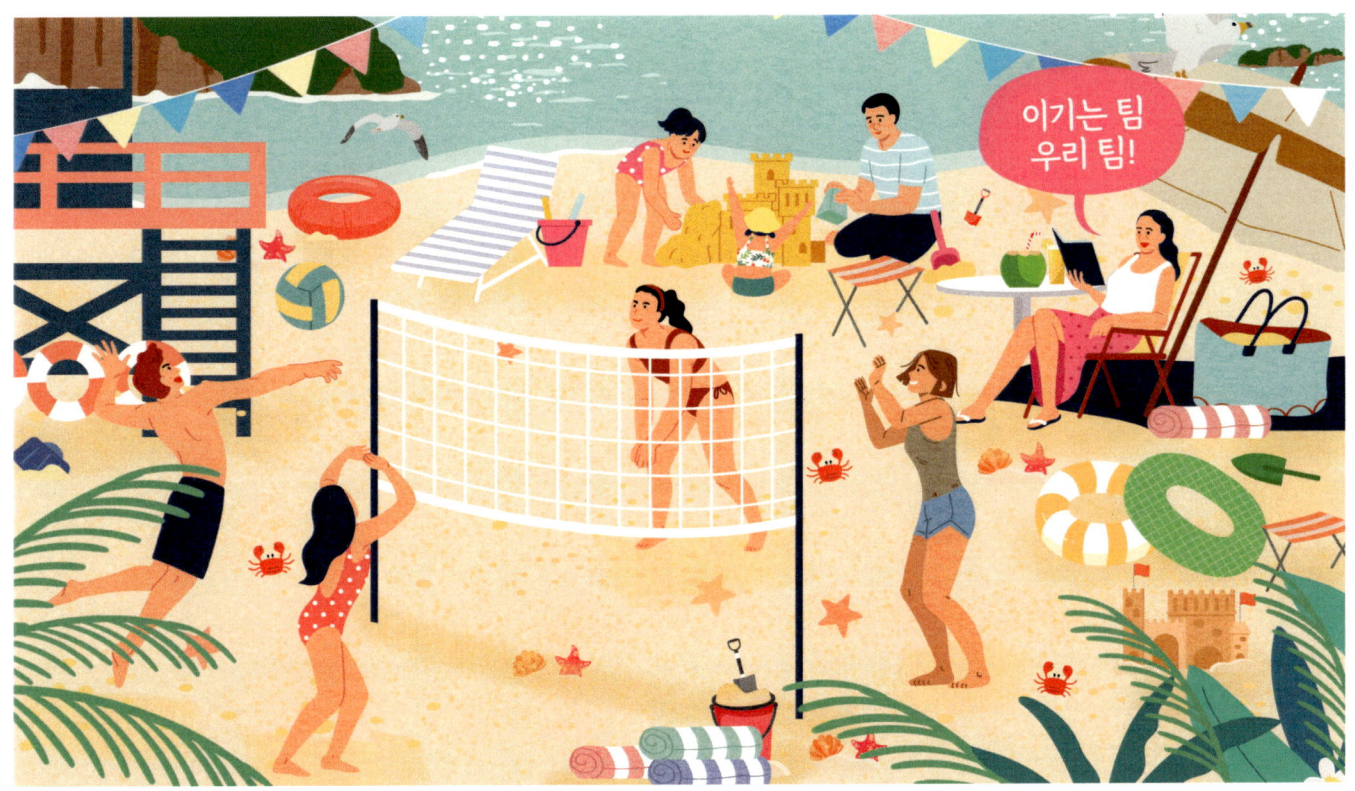

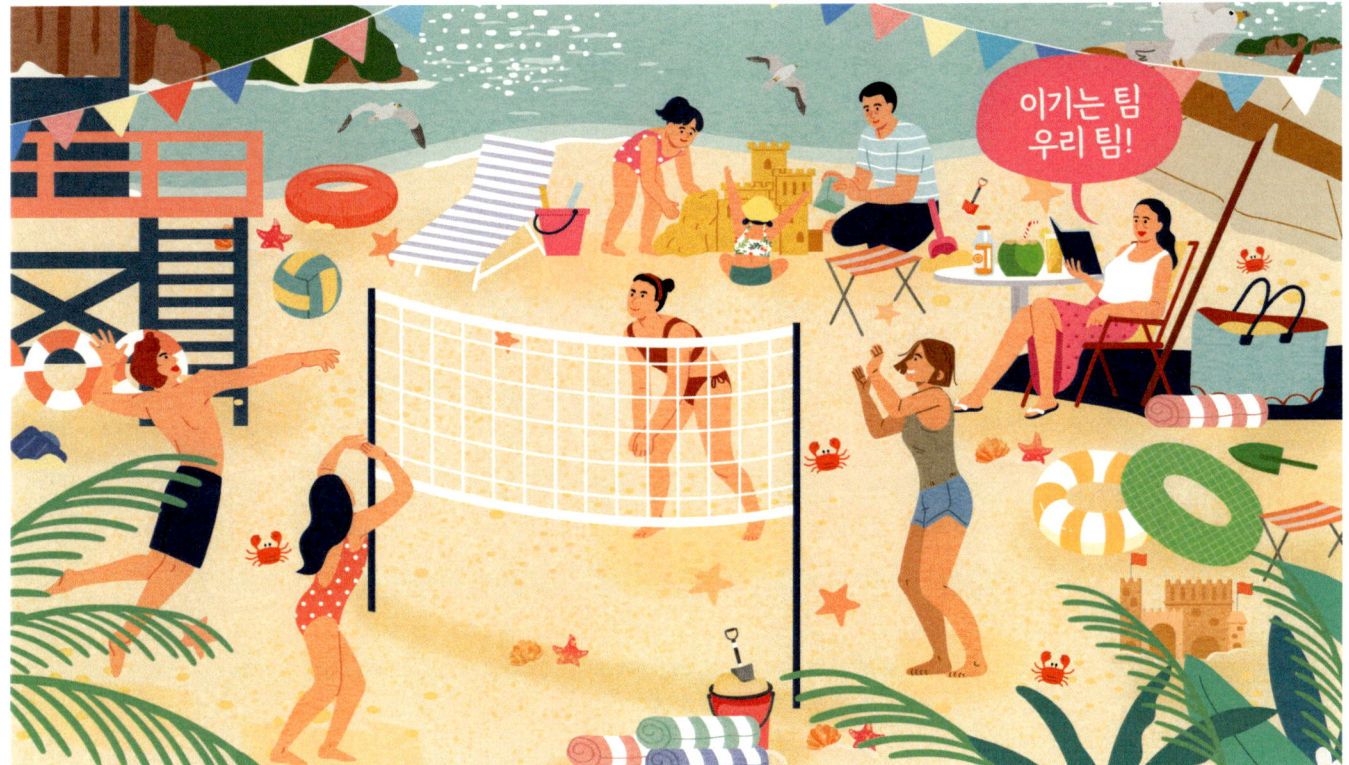

바둑 두기

두 그림의 다른 부분 5곳을 찾아 동그라미 해보세요.

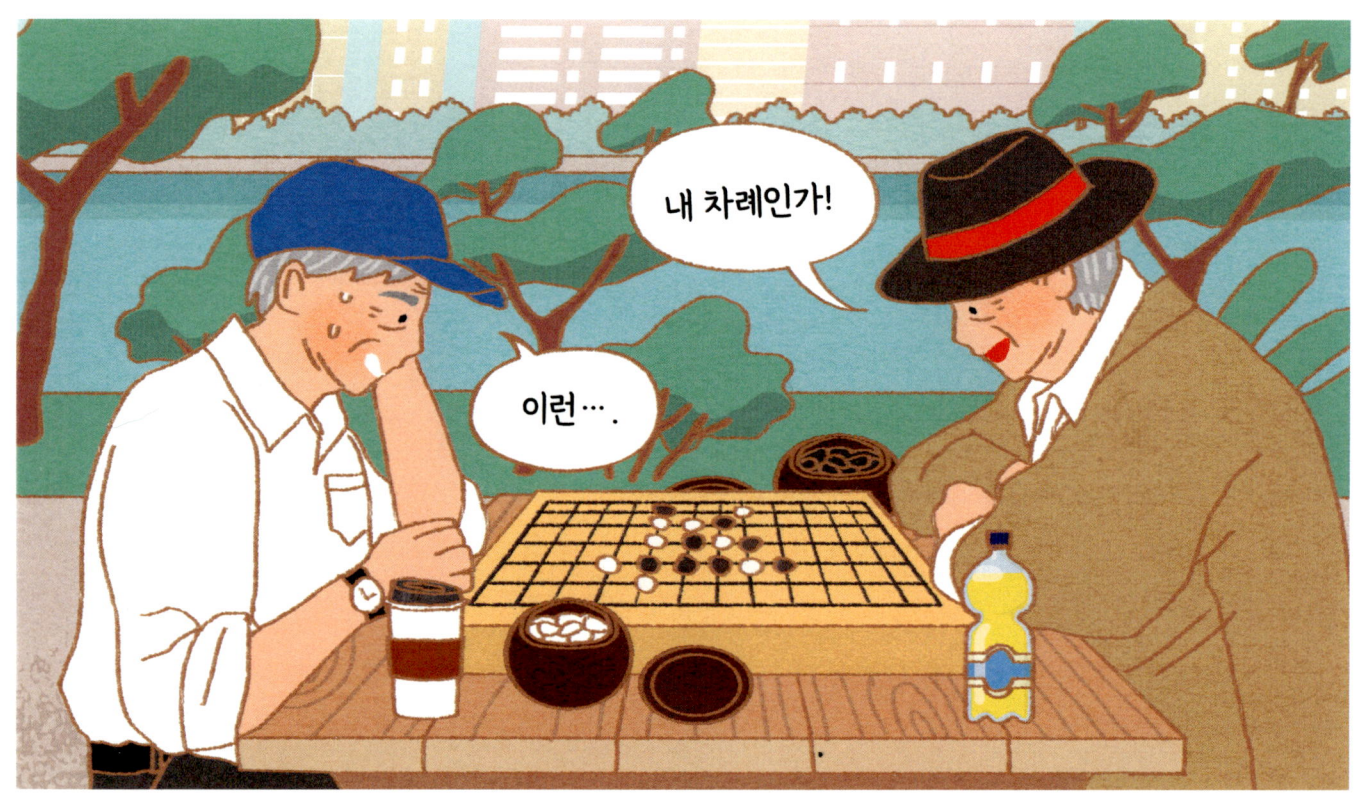

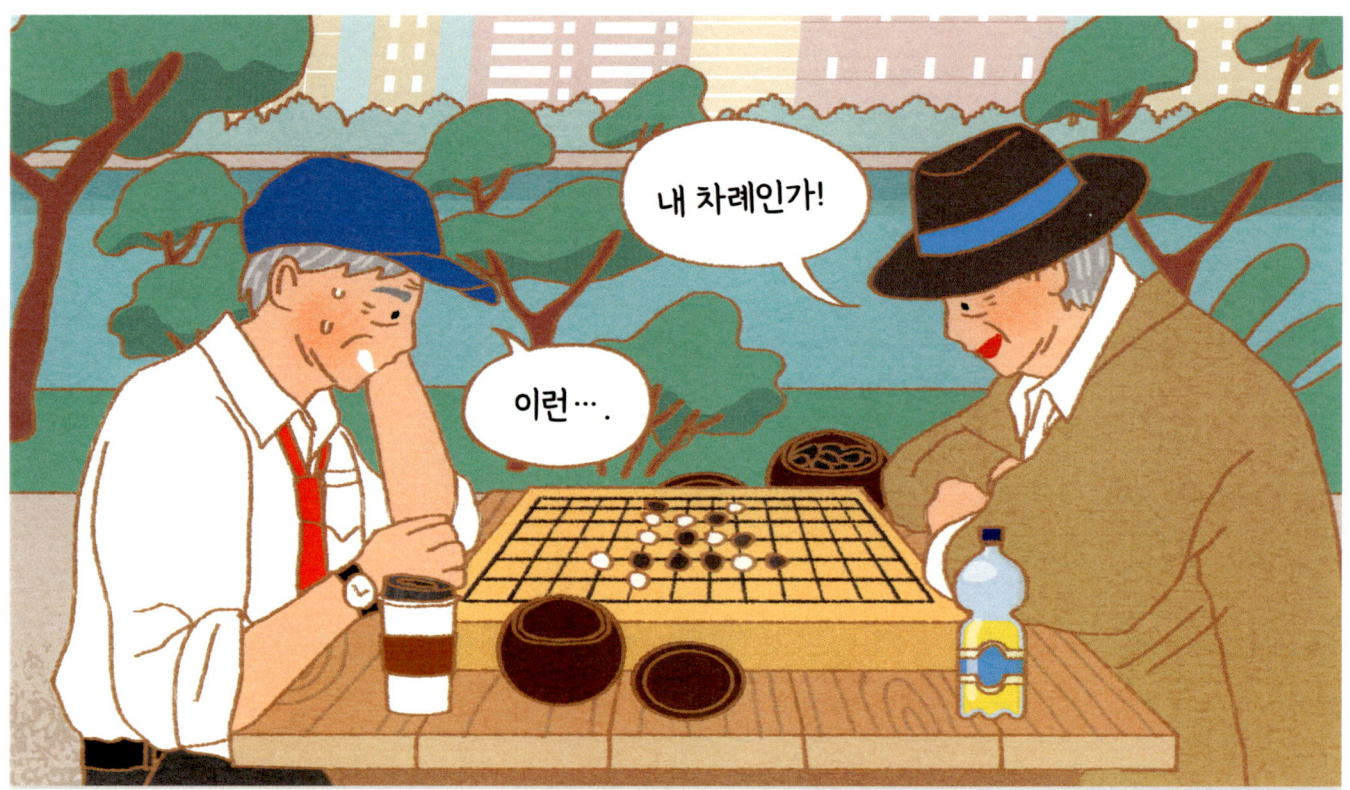

놀이터의 아이들

두 그림의 다른 부분 5곳을 찾아 동그라미 해보세요.

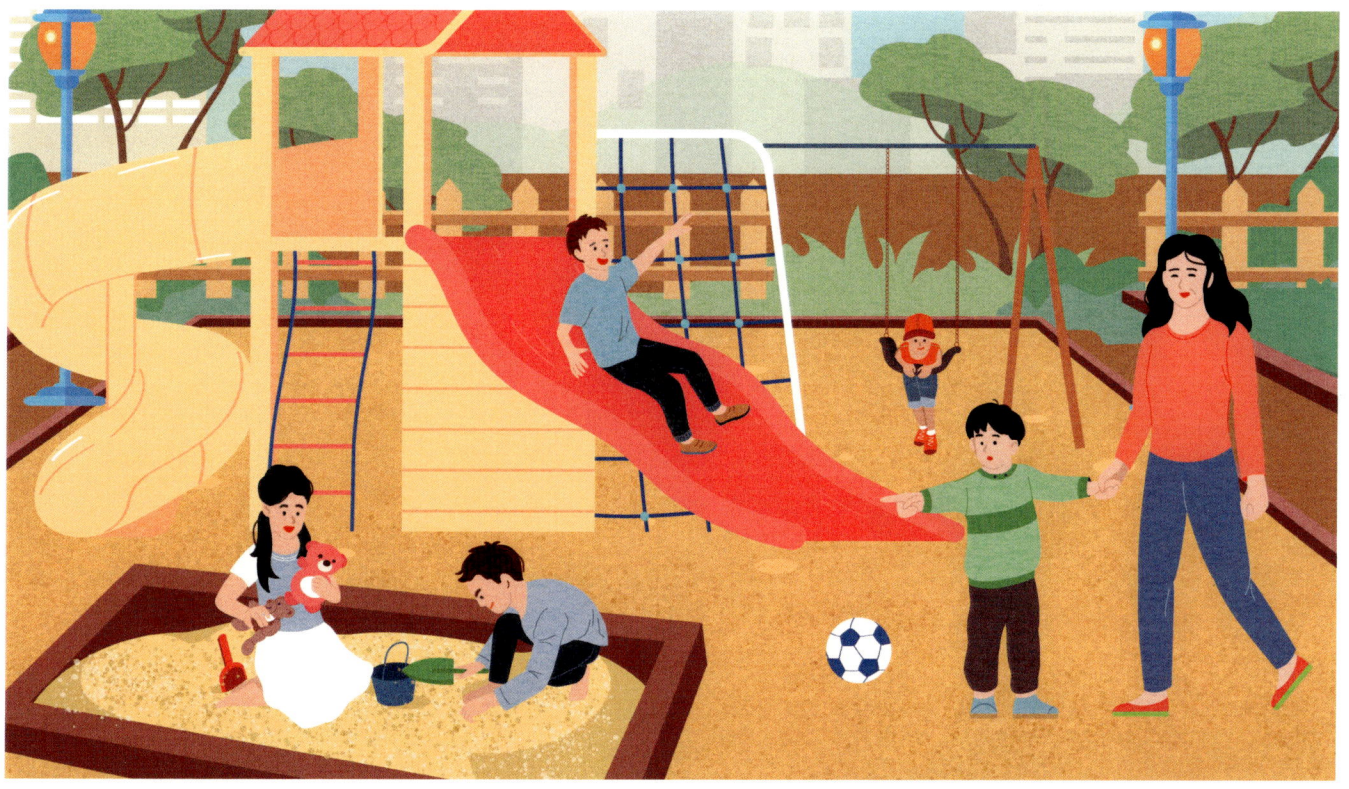

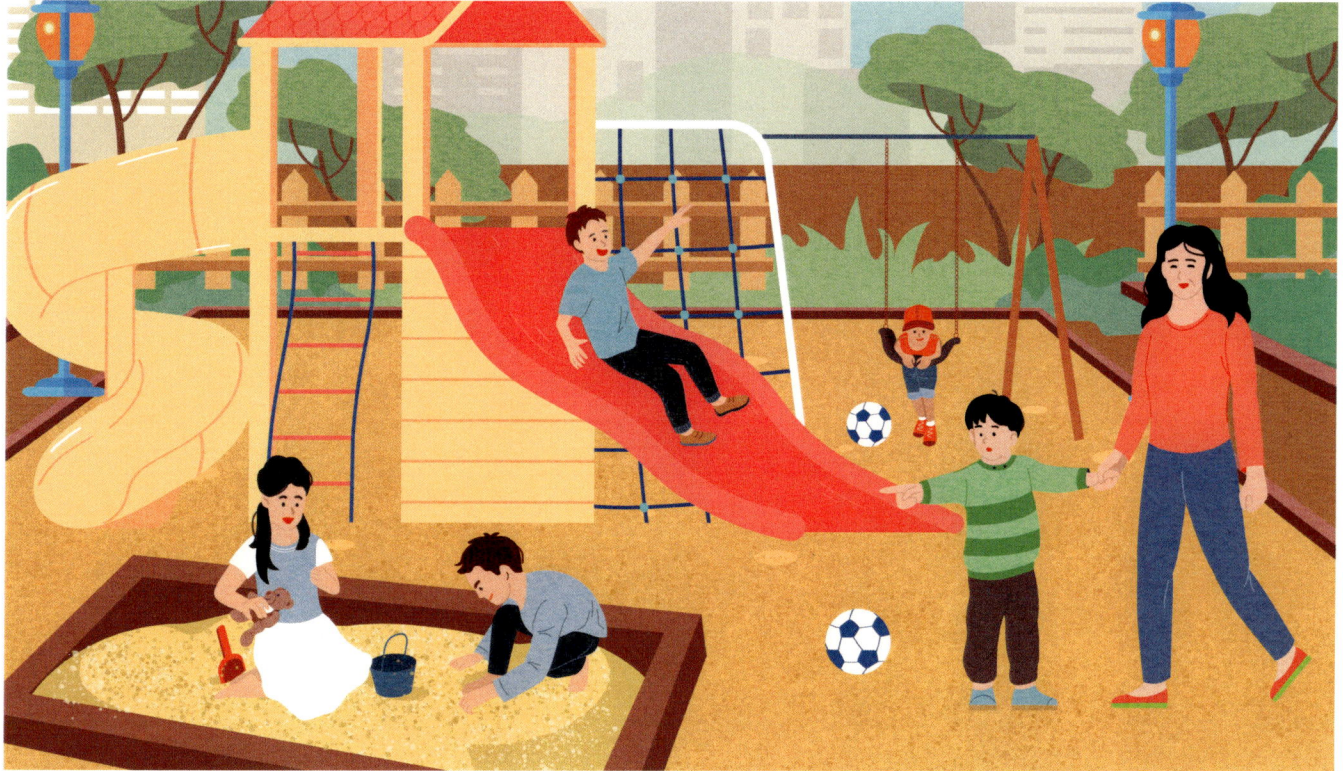

정원 가꾸기

두 그림의 다른 부분 5곳을 찾아 동그라미 해보세요.

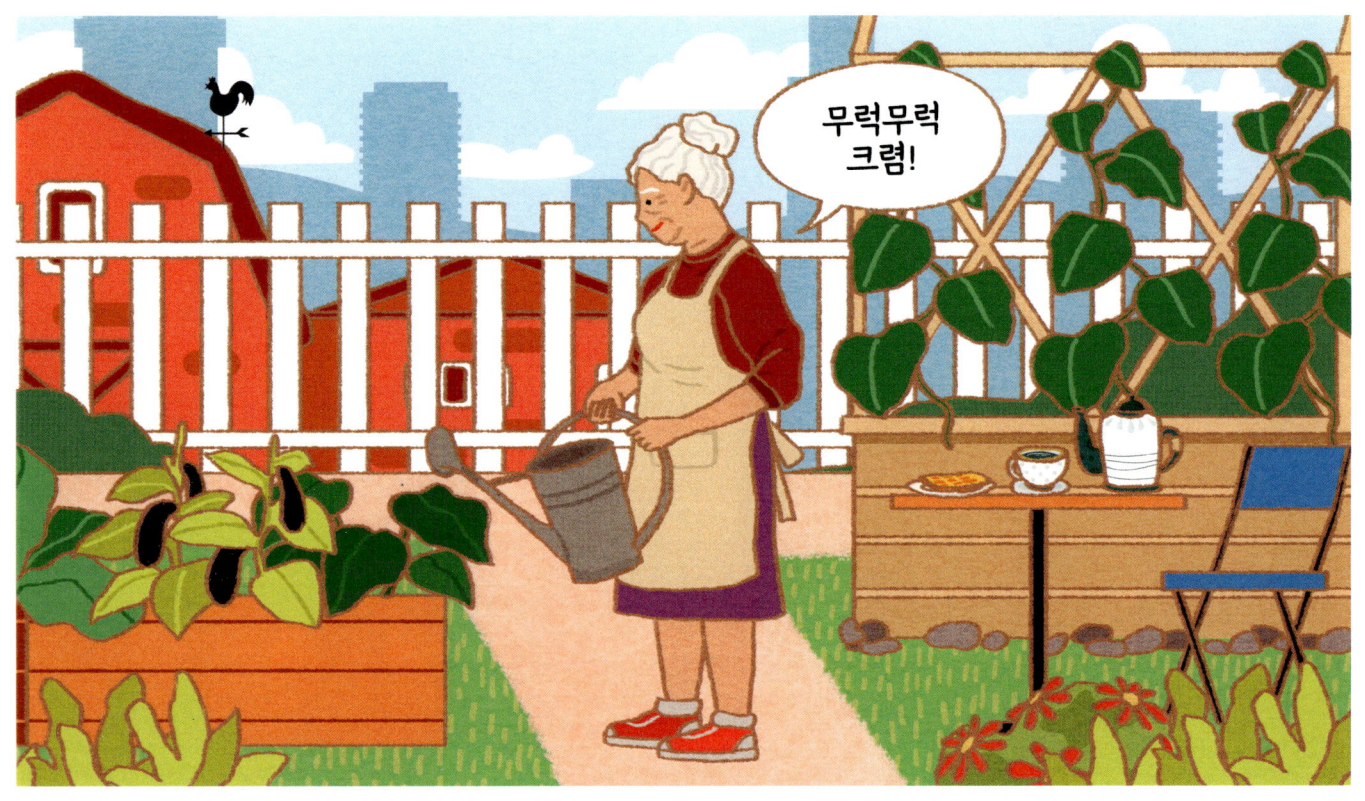

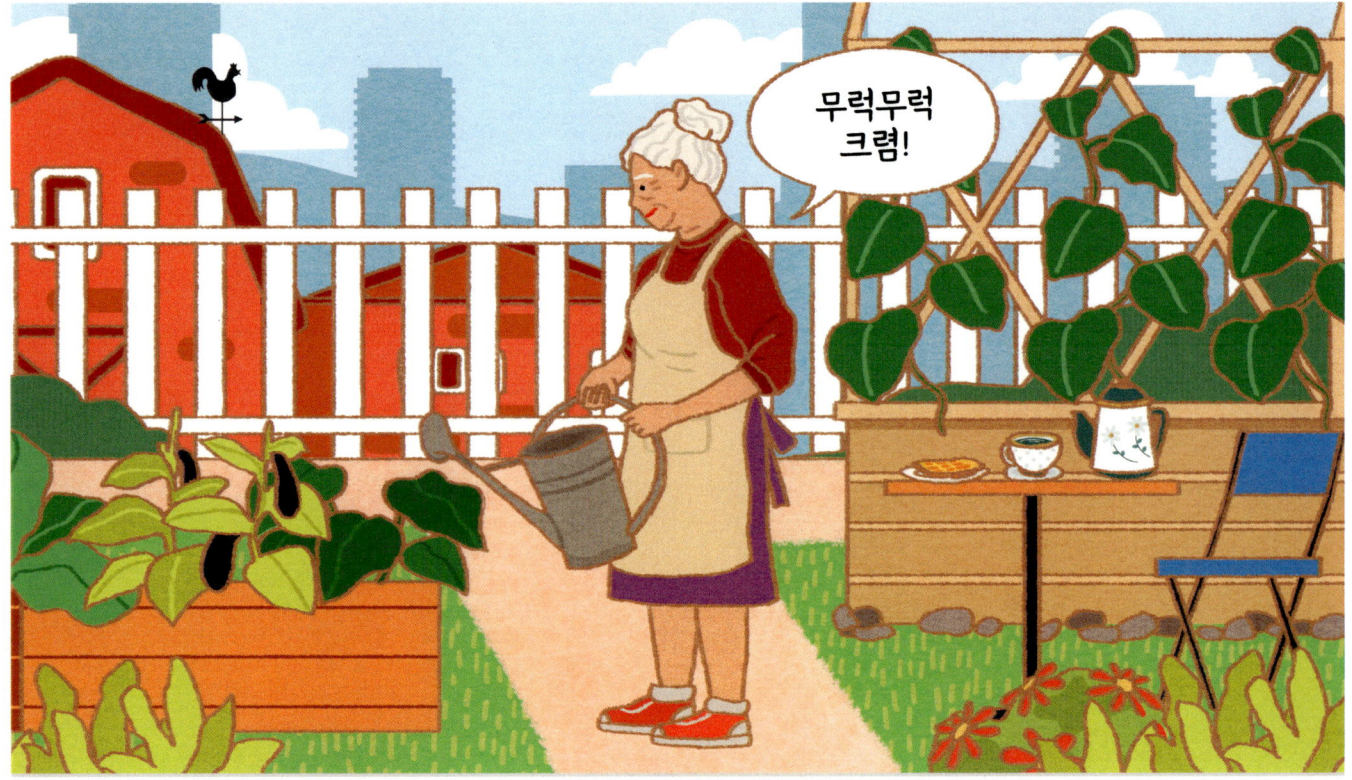

공사장 풍경

두 그림의 다른 부분 5곳을 찾아 동그라미 해보세요.

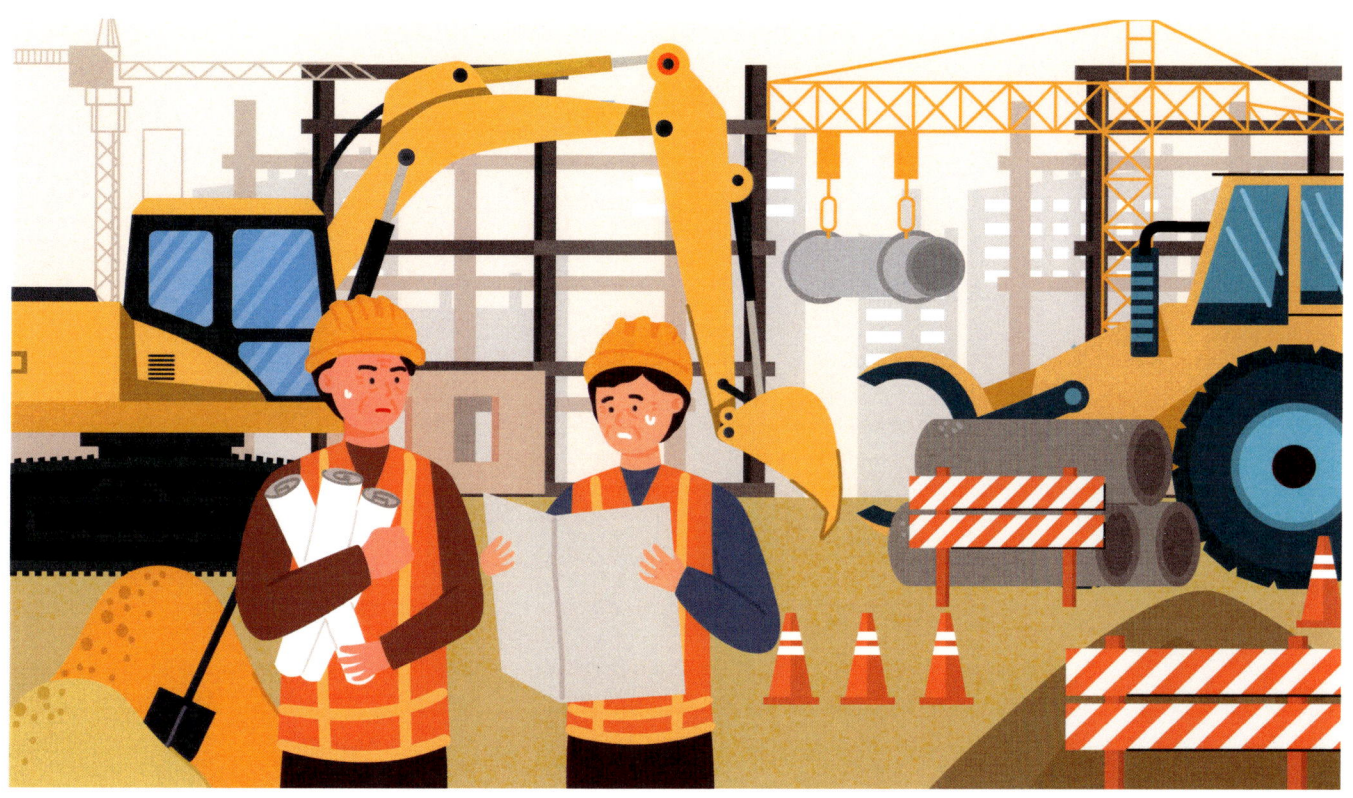

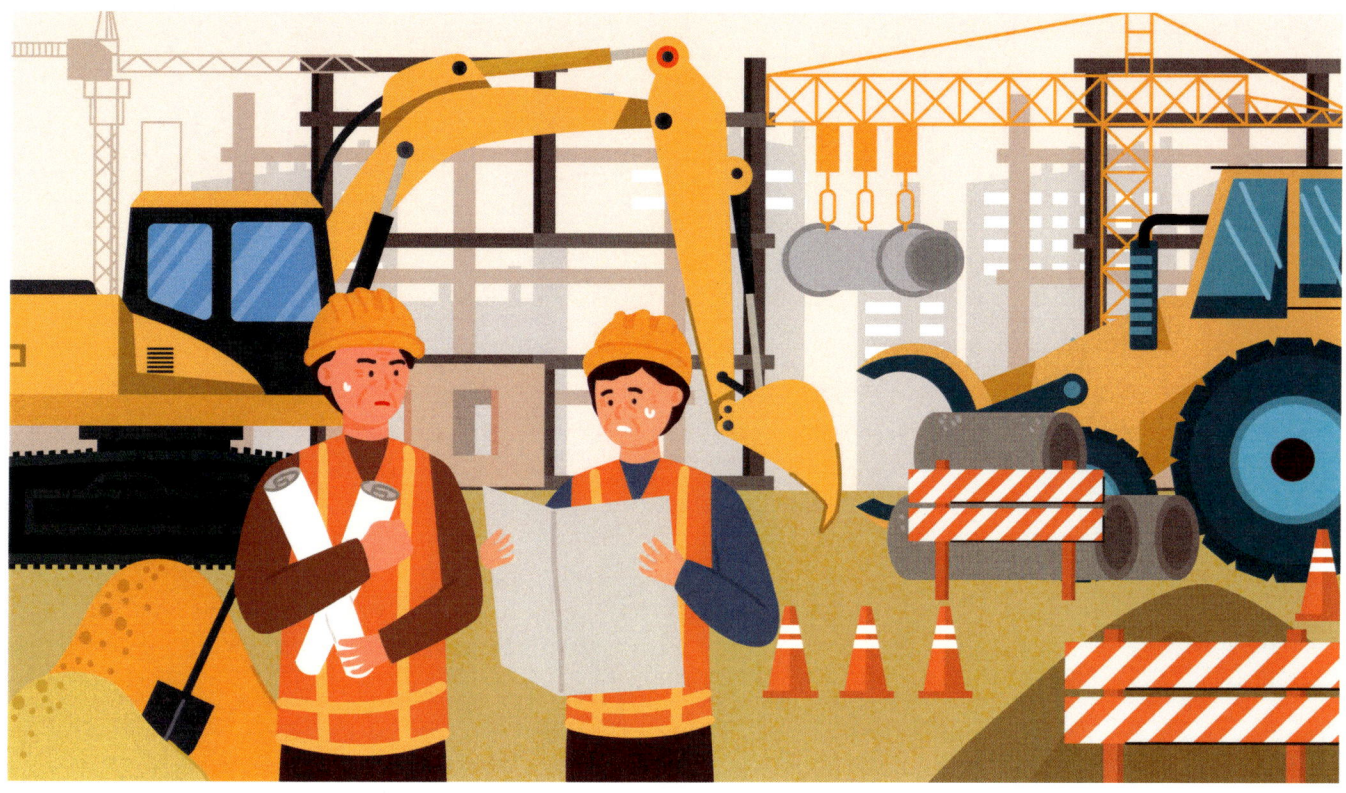

비 오는 날

두 그림의 다른 부분 5곳을 찾아 동그라미 해보세요.

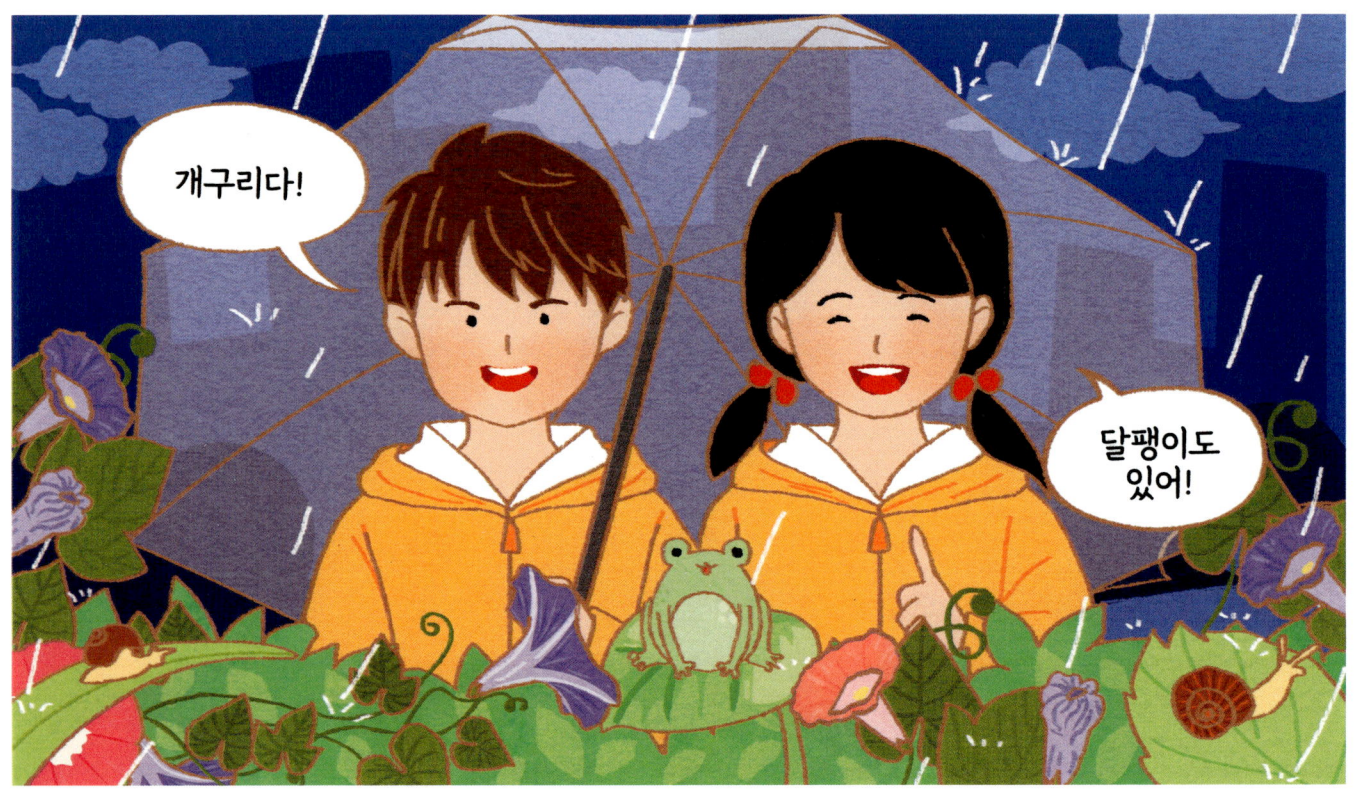

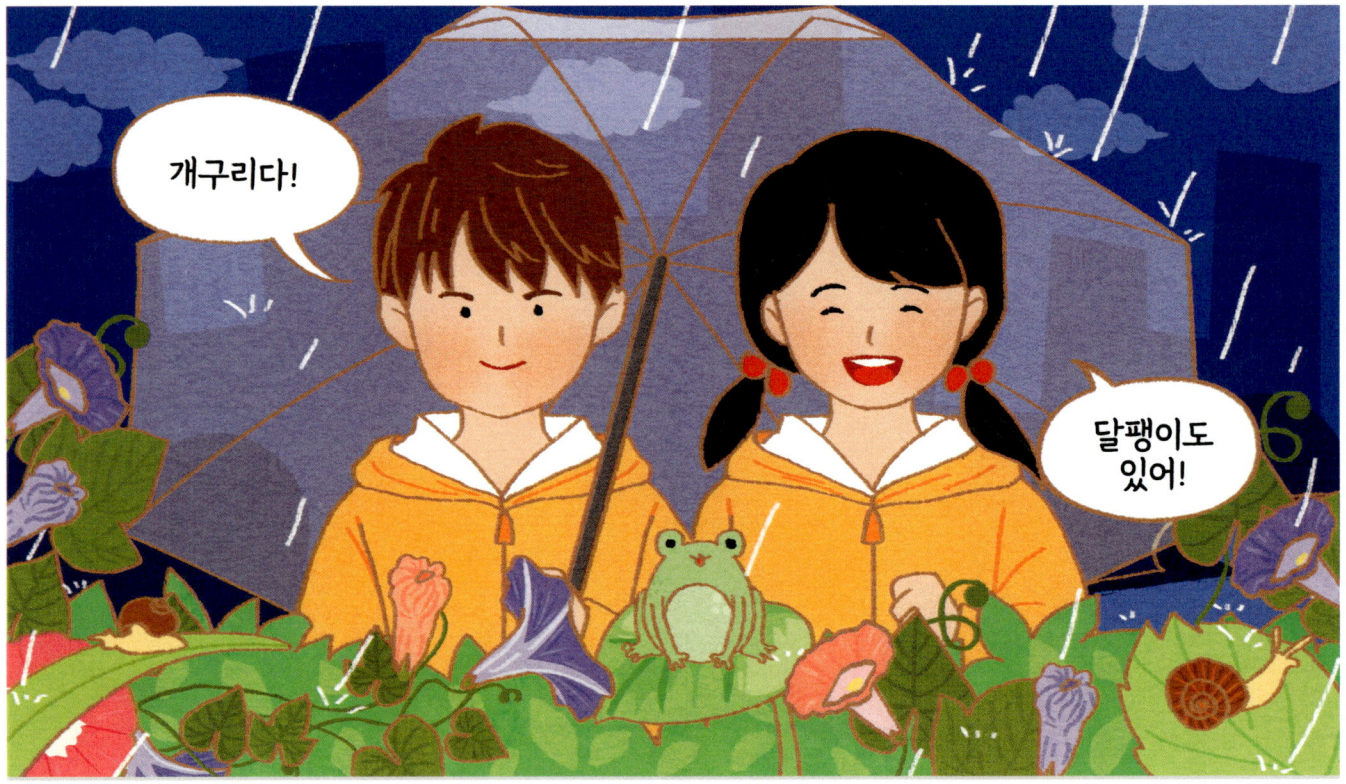

영화관

두 그림의 다른 부분 5곳을 찾아 동그라미 해보세요.

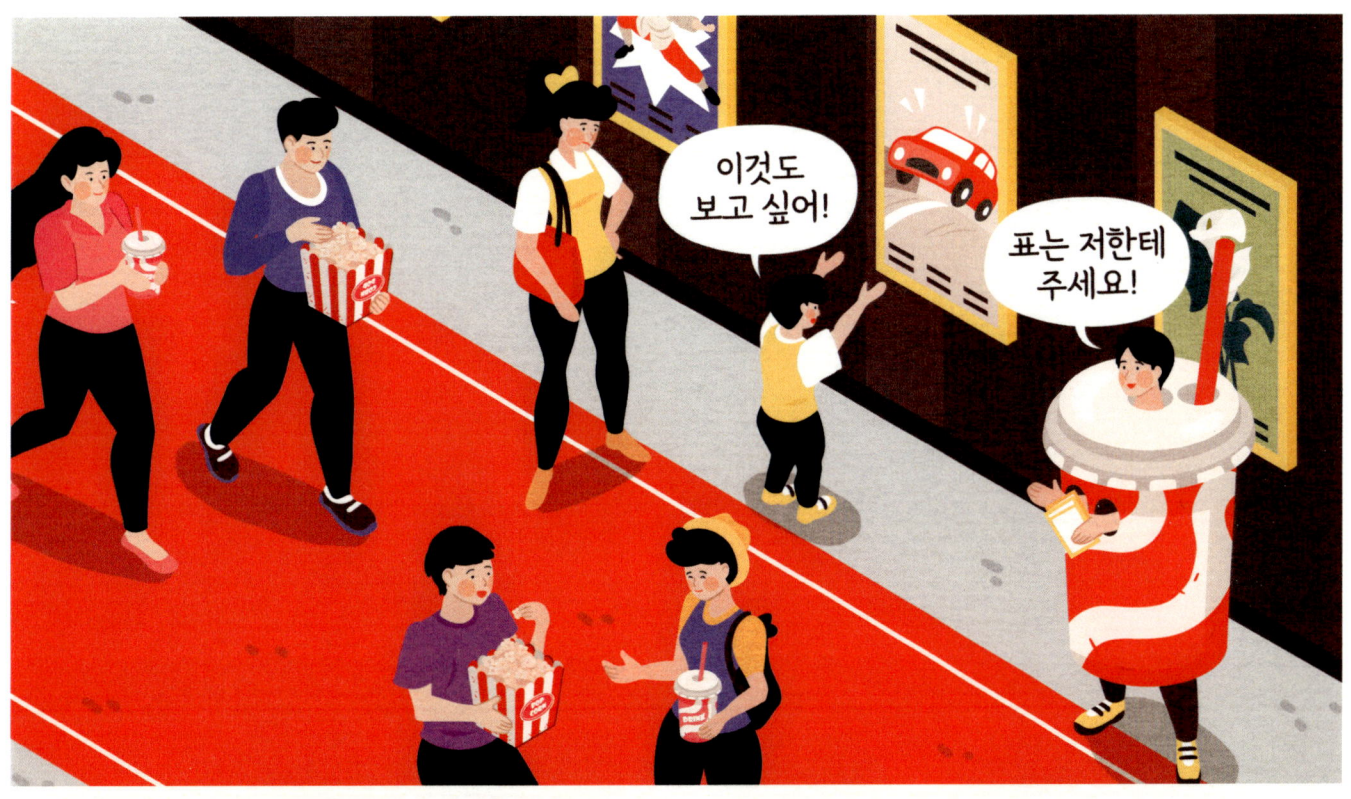

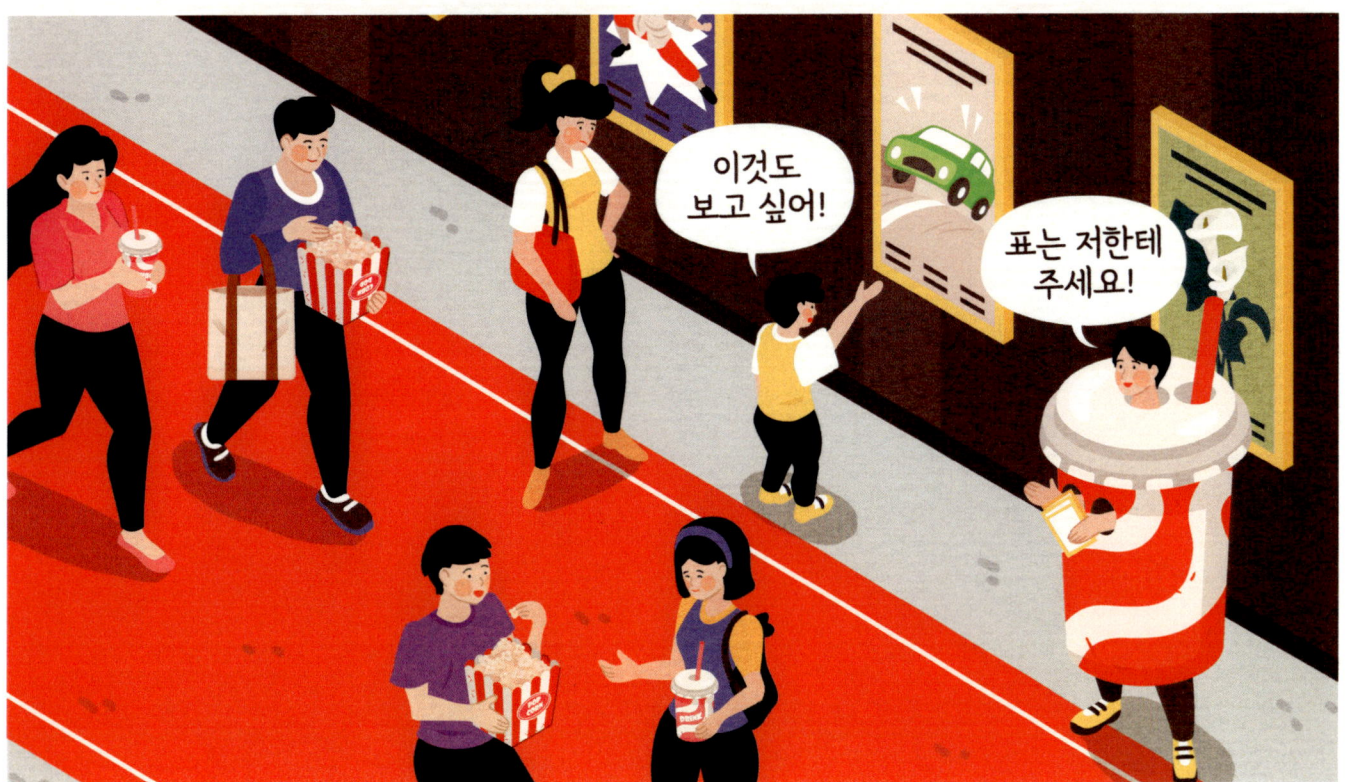

시장 먹거리

두 그림의 다른 부분 5곳을 찾아 동그라미 해보세요.

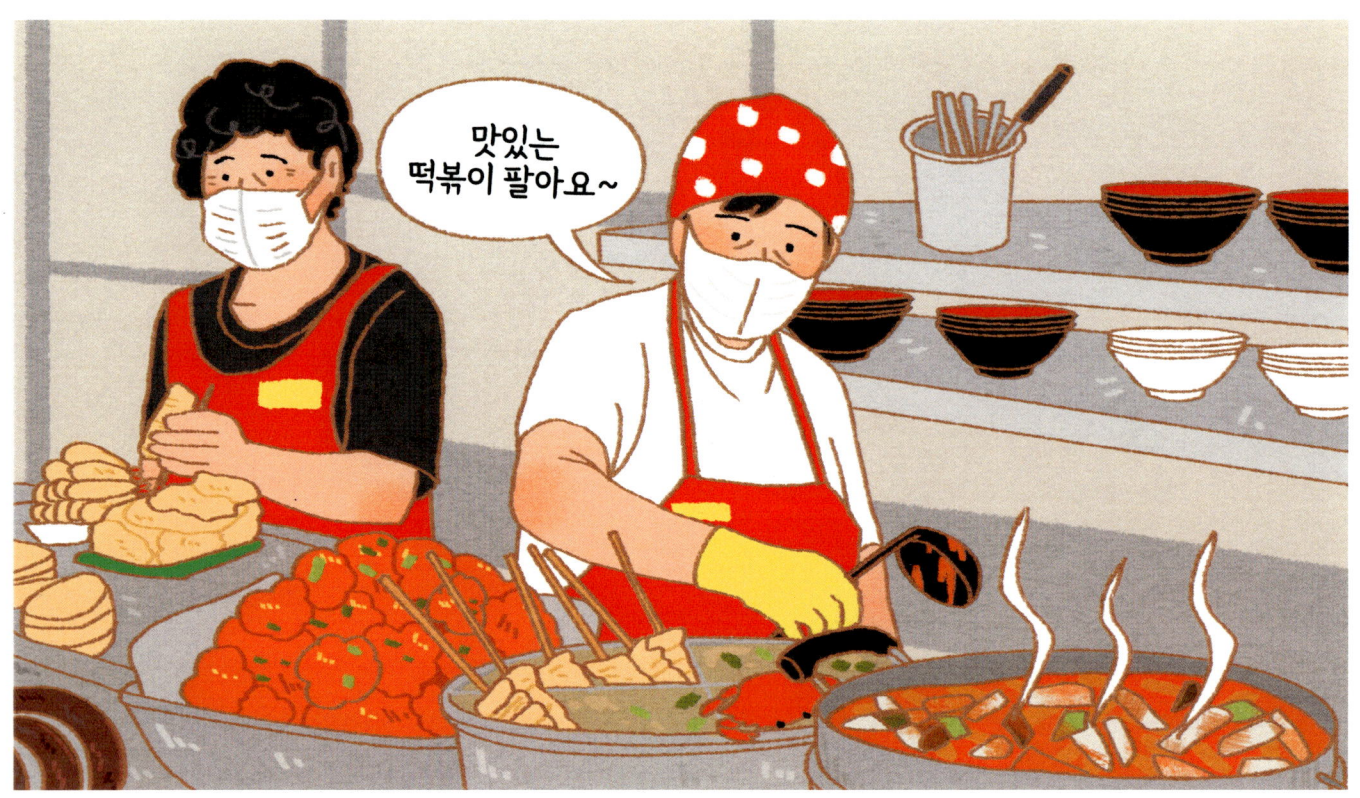

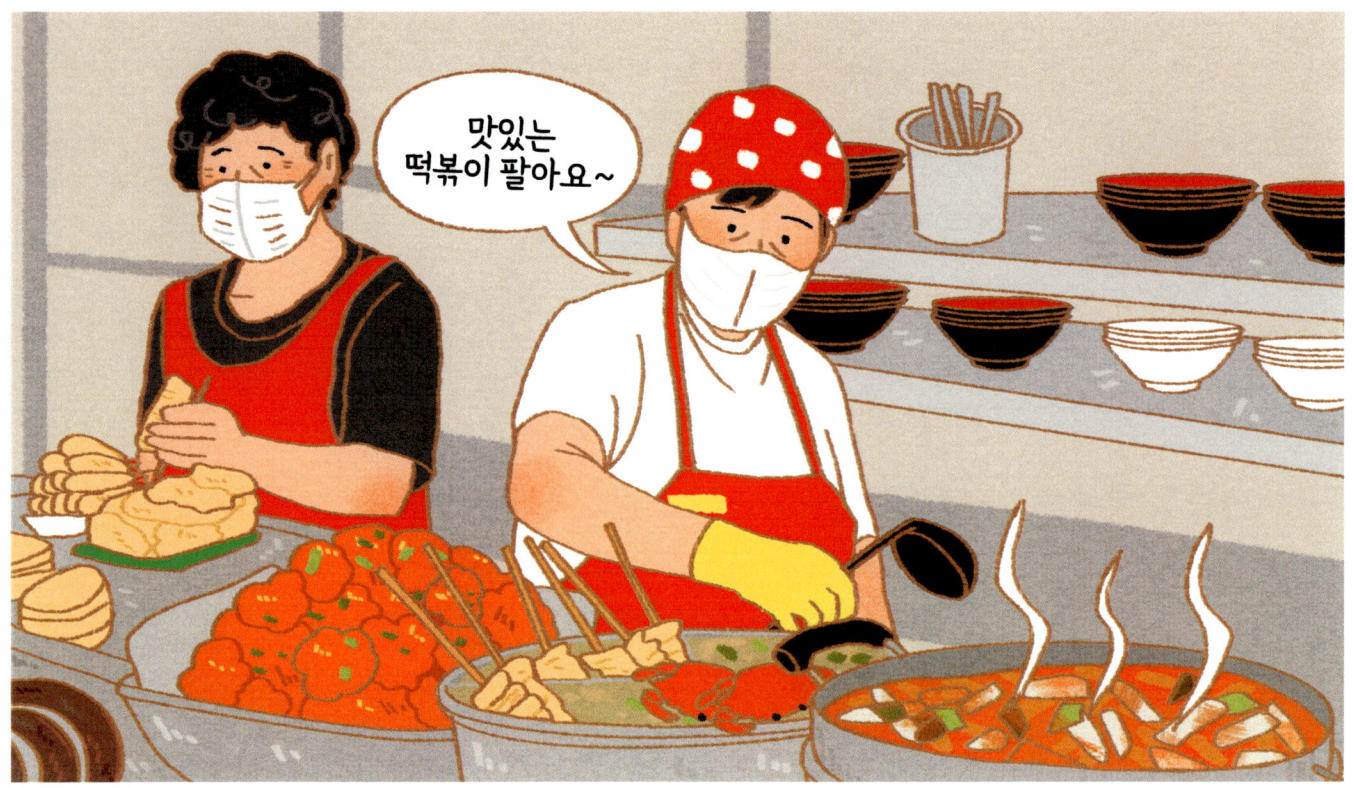

눈싸움하는 사람들

두 그림의 다른 부분 5곳을 찾아 동그라미 해보세요.

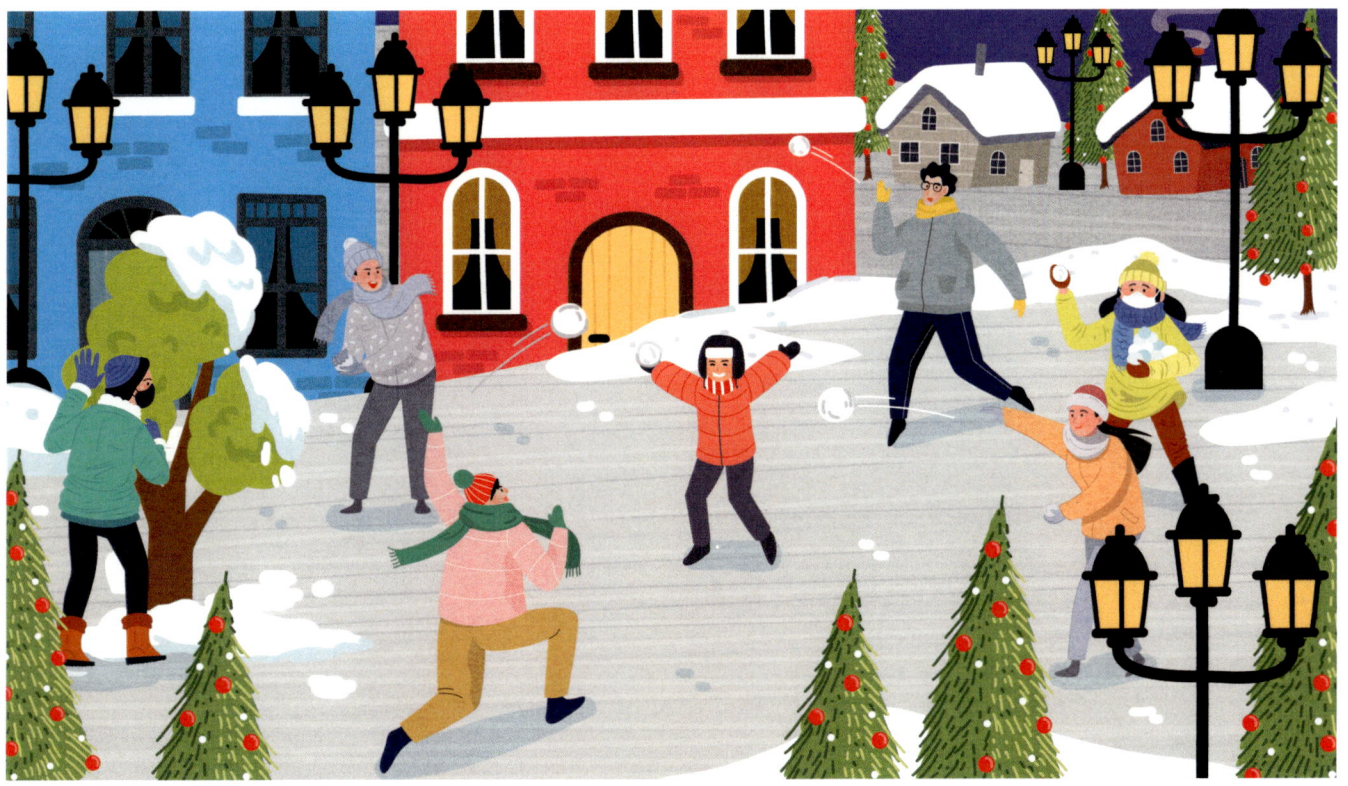

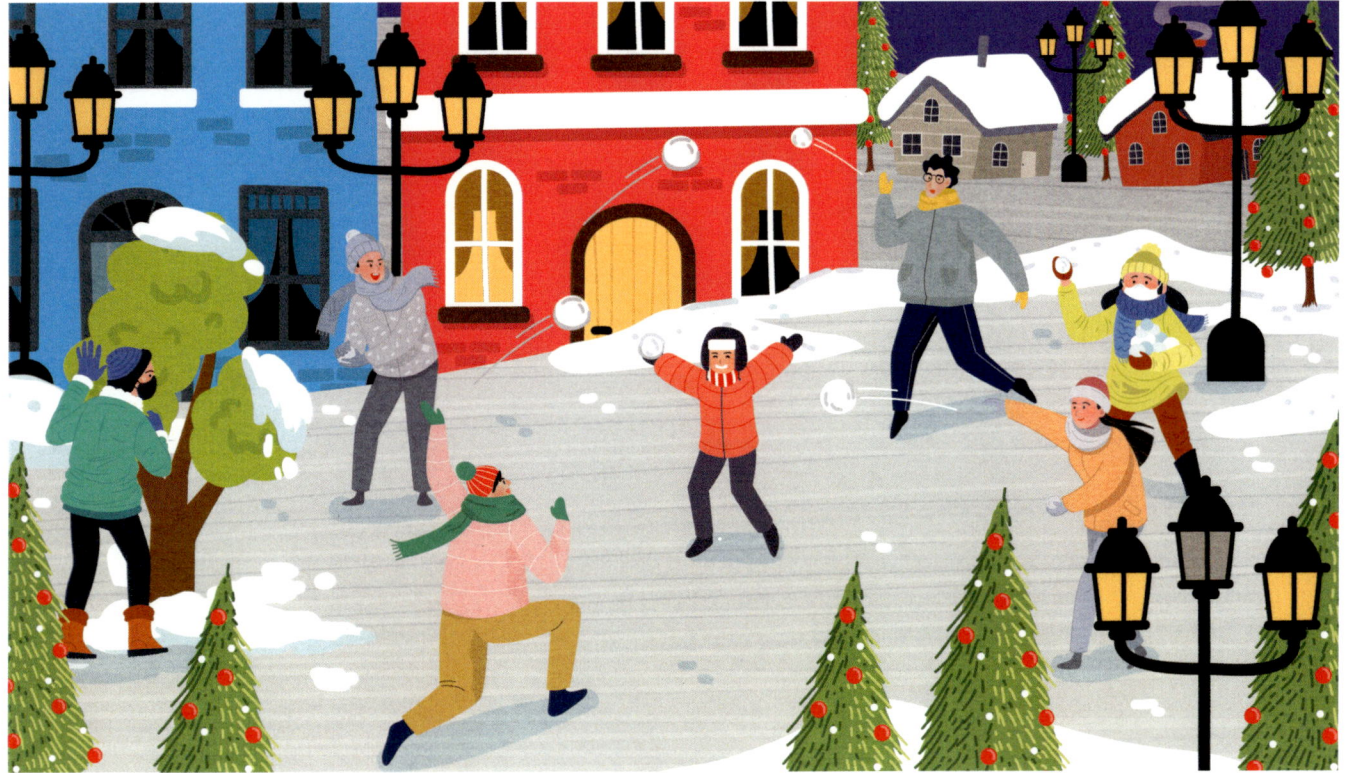

바닷가 드라이브

두 그림의 다른 부분 5곳을 찾아 동그라미 해보세요.

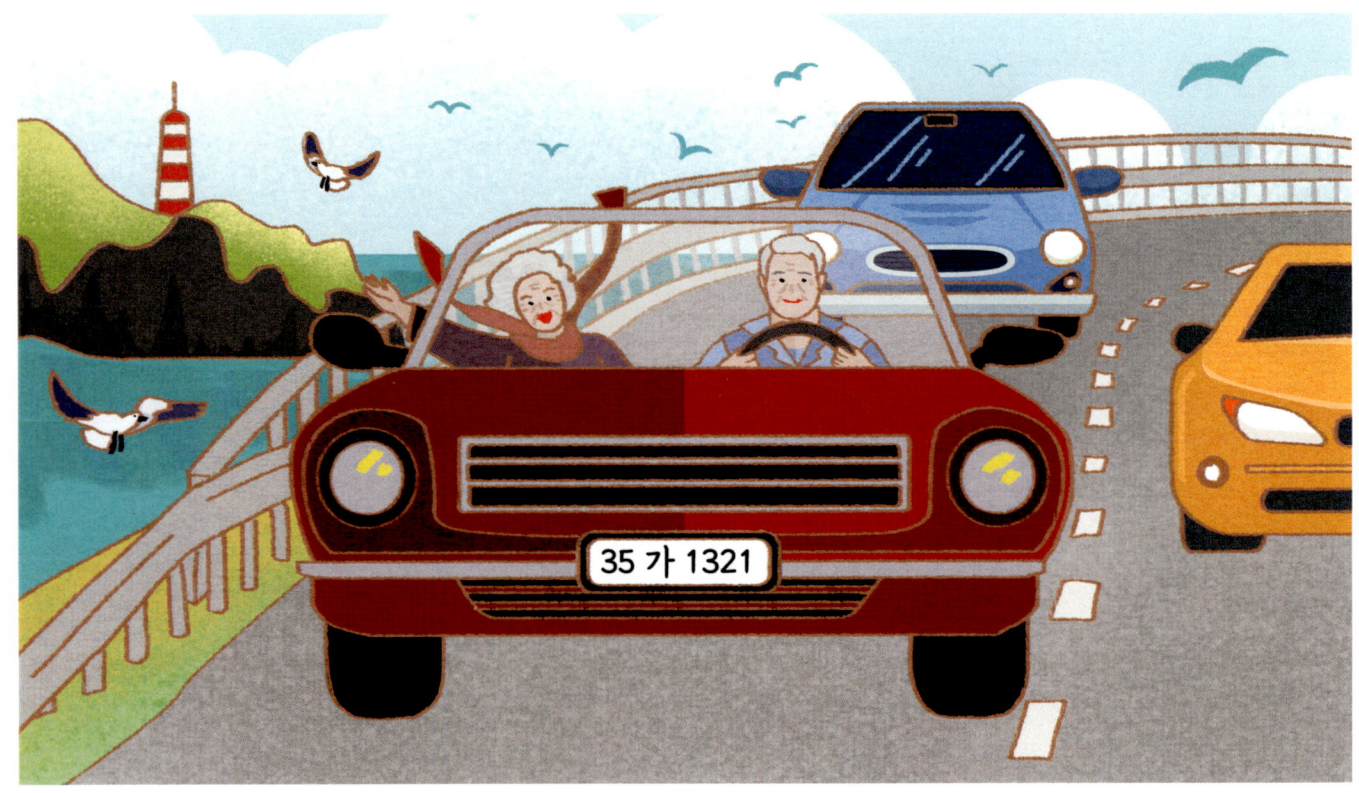

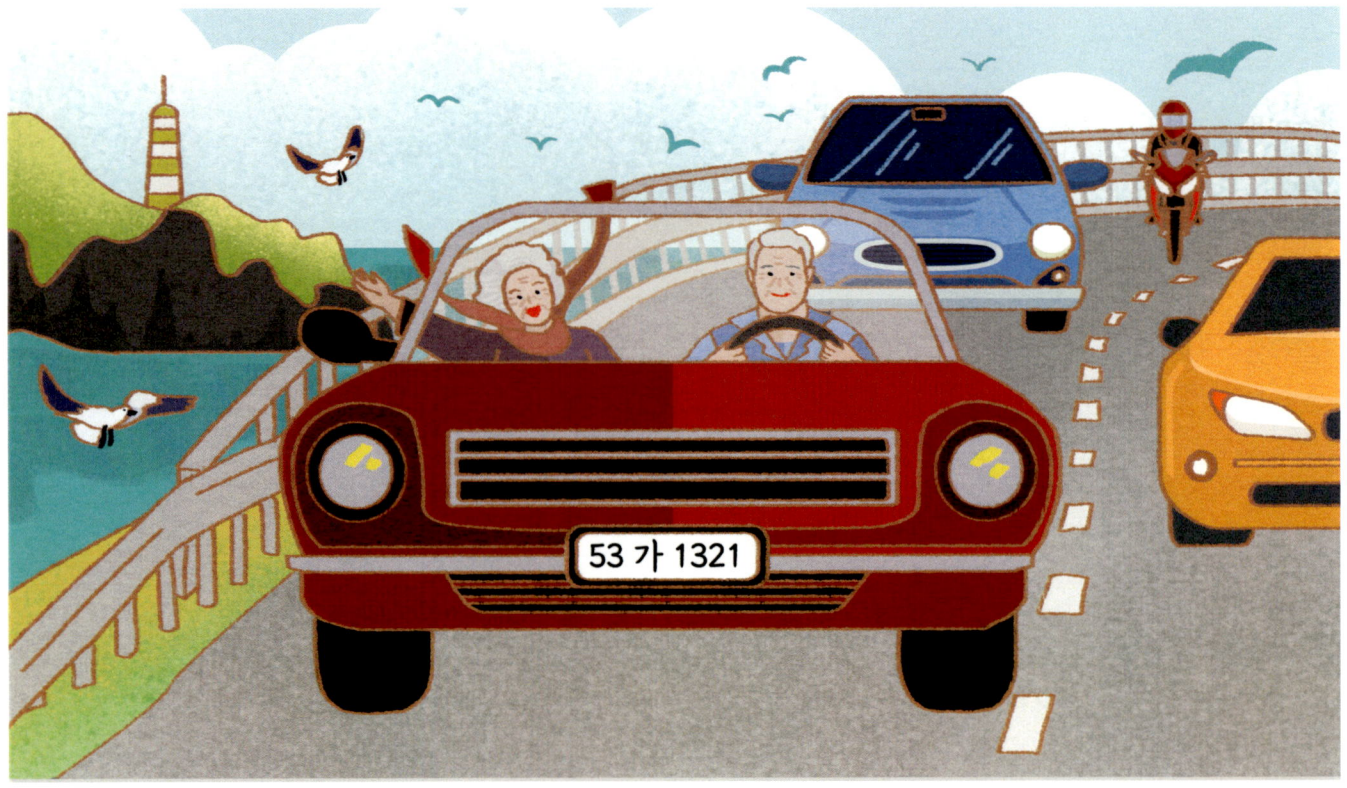

골프장 풍경

두 그림의 다른 부분 5곳을 찾아 동그라미 해보세요.

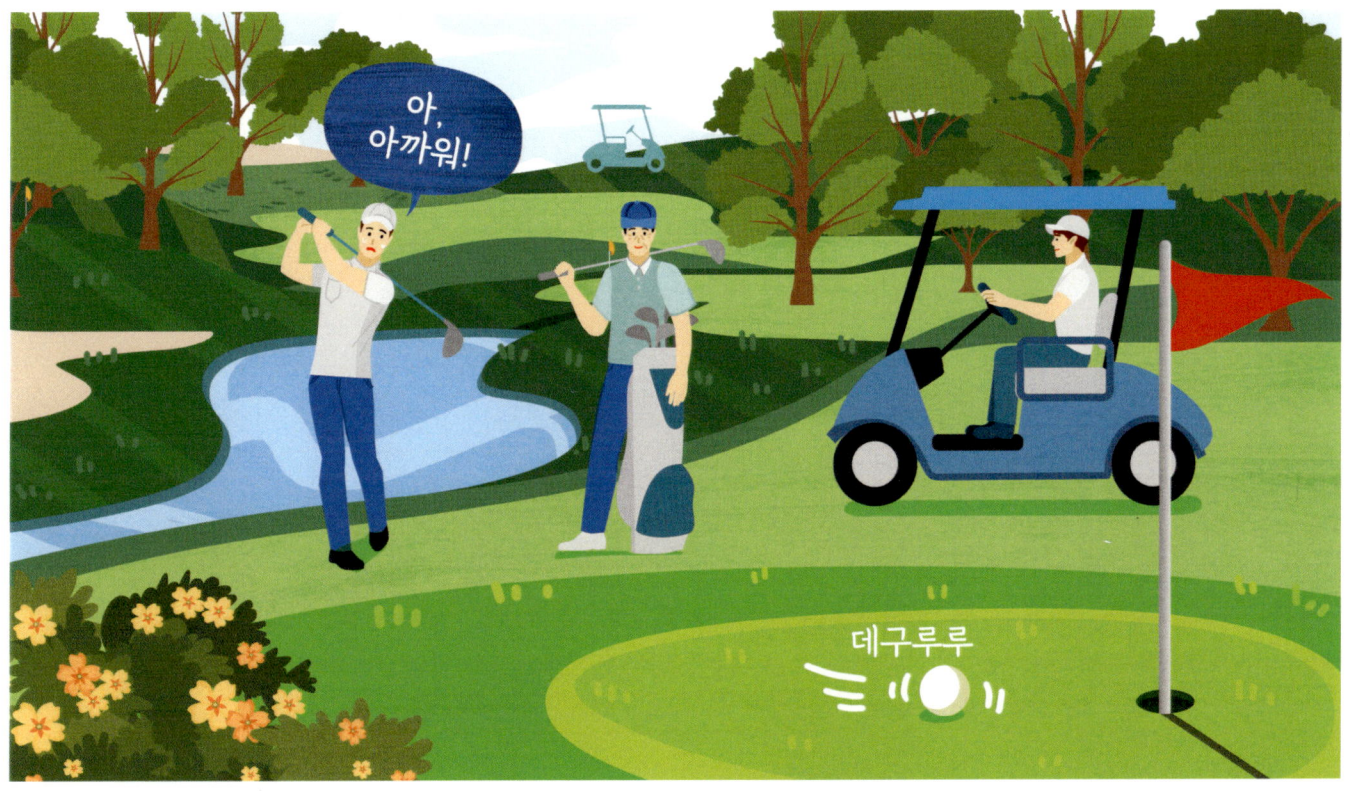

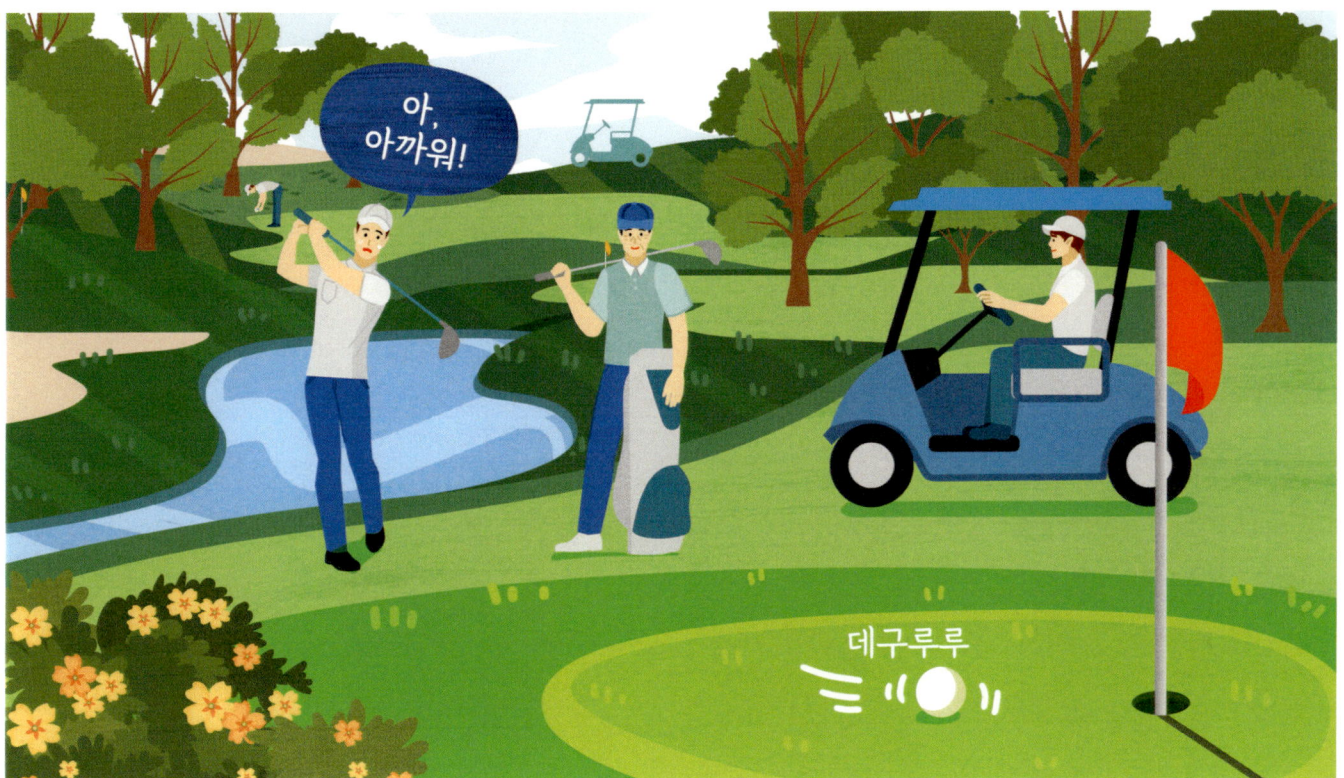

부대찌개

두 그림의 다른 부분 5곳을 찾아 동그라미 해보세요.

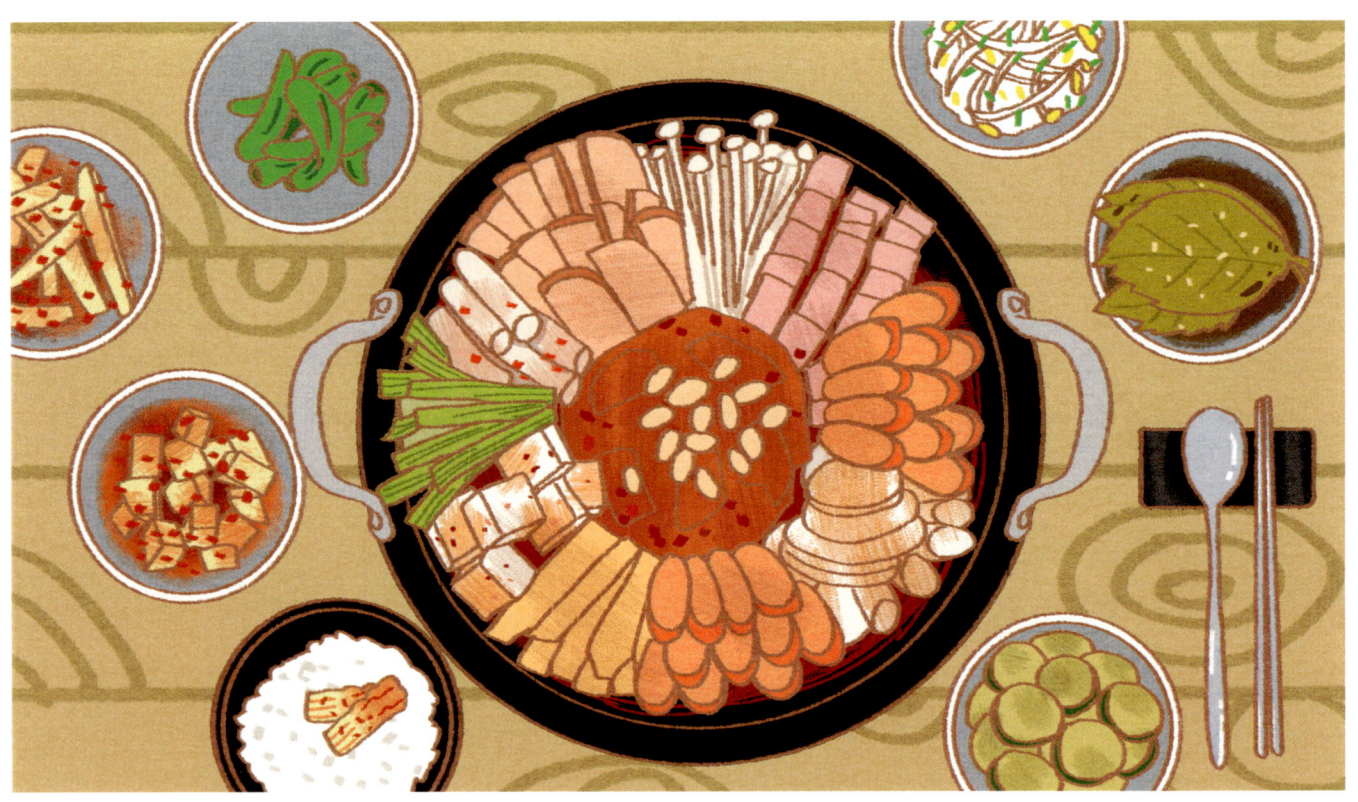
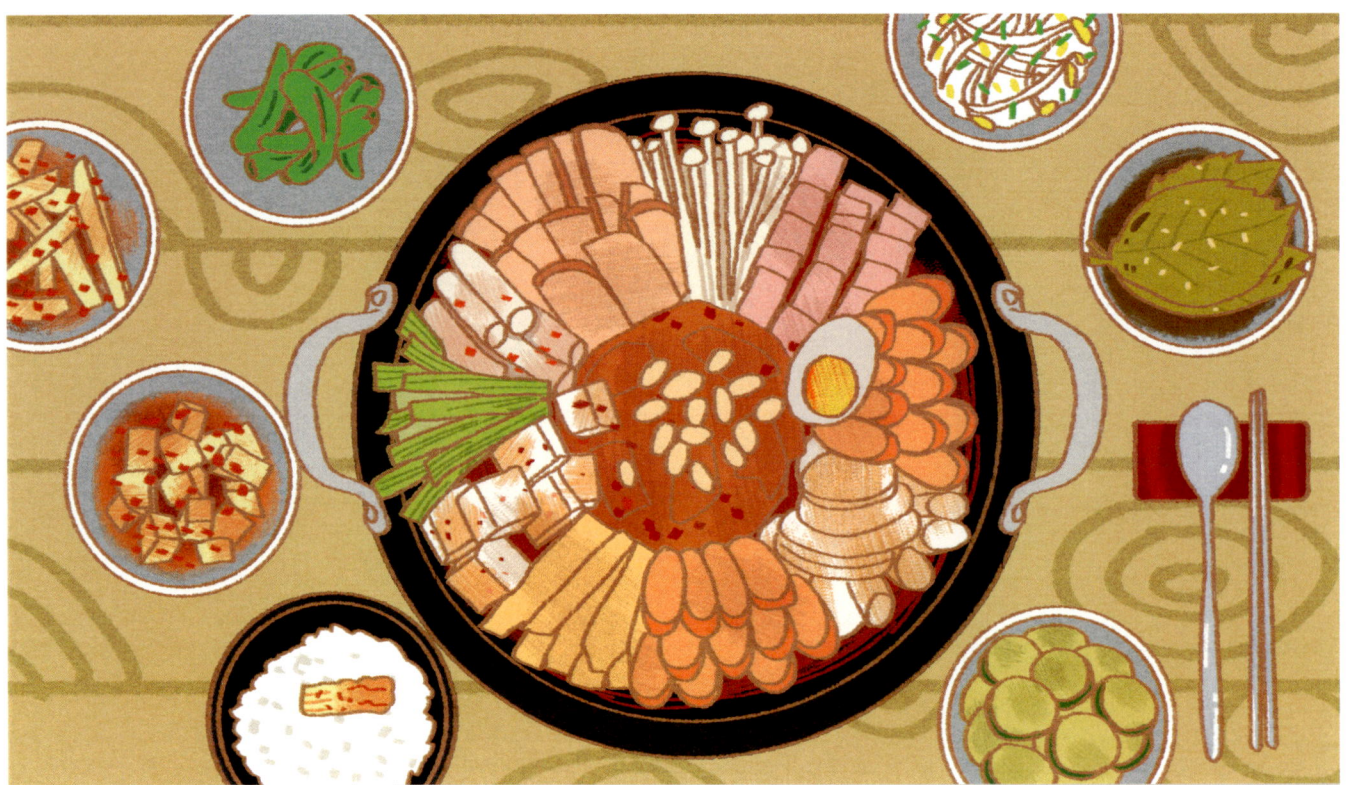

반려동물과 보내는 시간

두 그림의 다른 부분 5곳을 찾아 동그라미 해보세요.

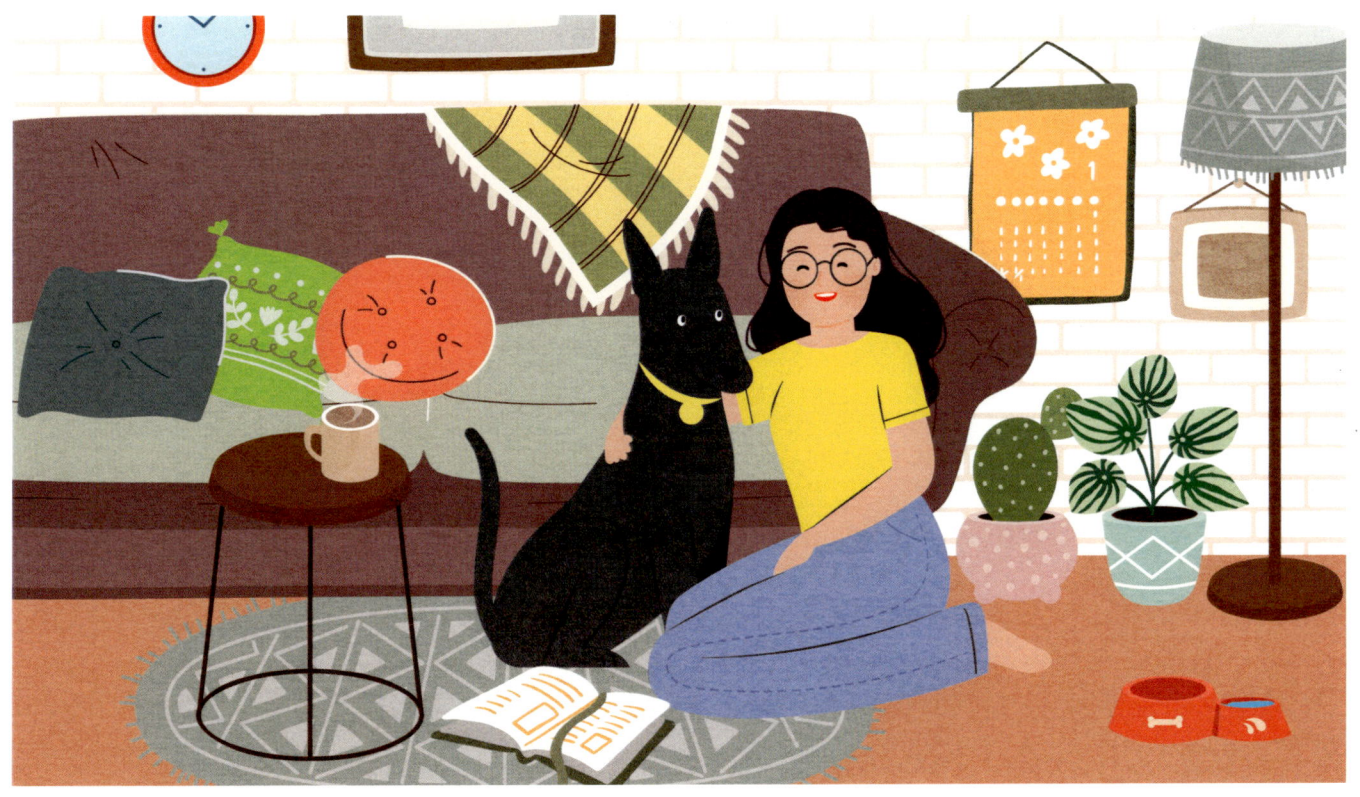

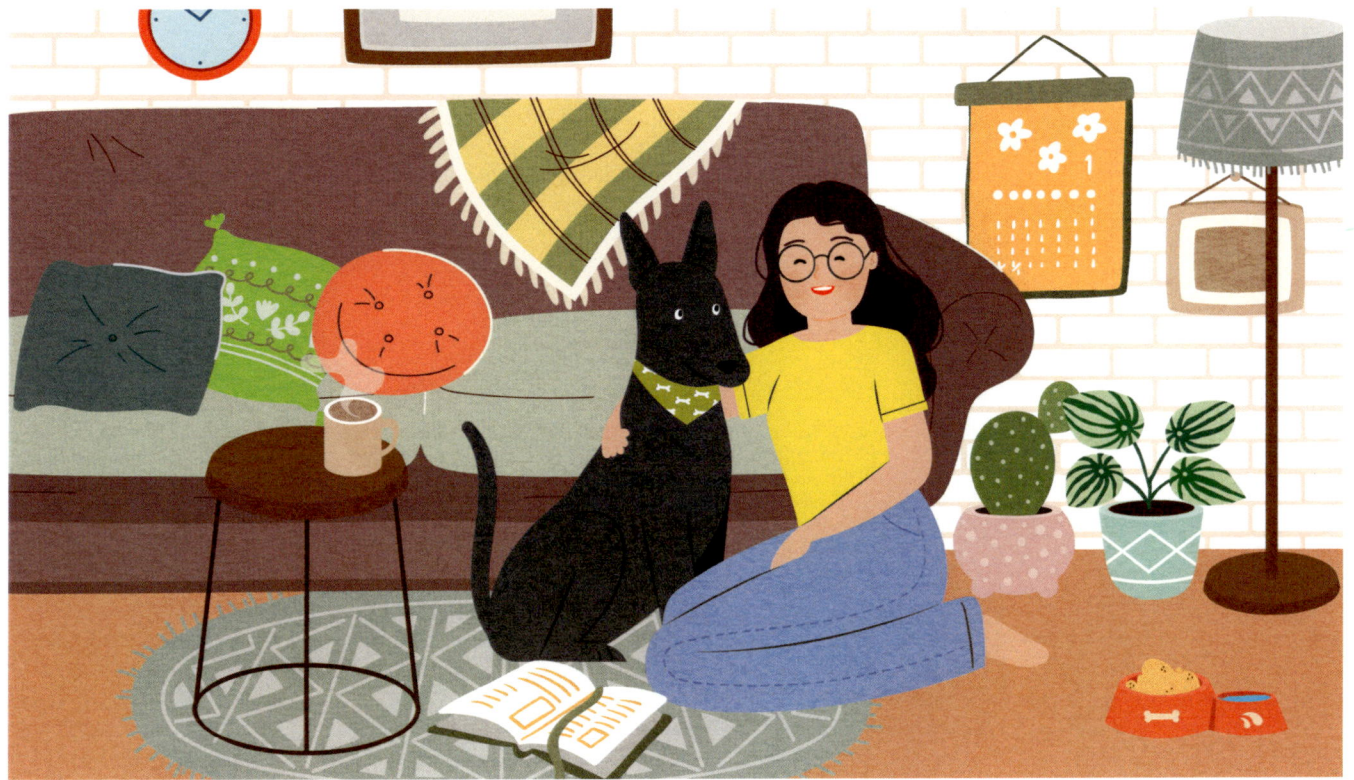

낙엽으로 노는 아이들

두 그림의 다른 부분 5곳을 찾아 동그라미 해보세요.

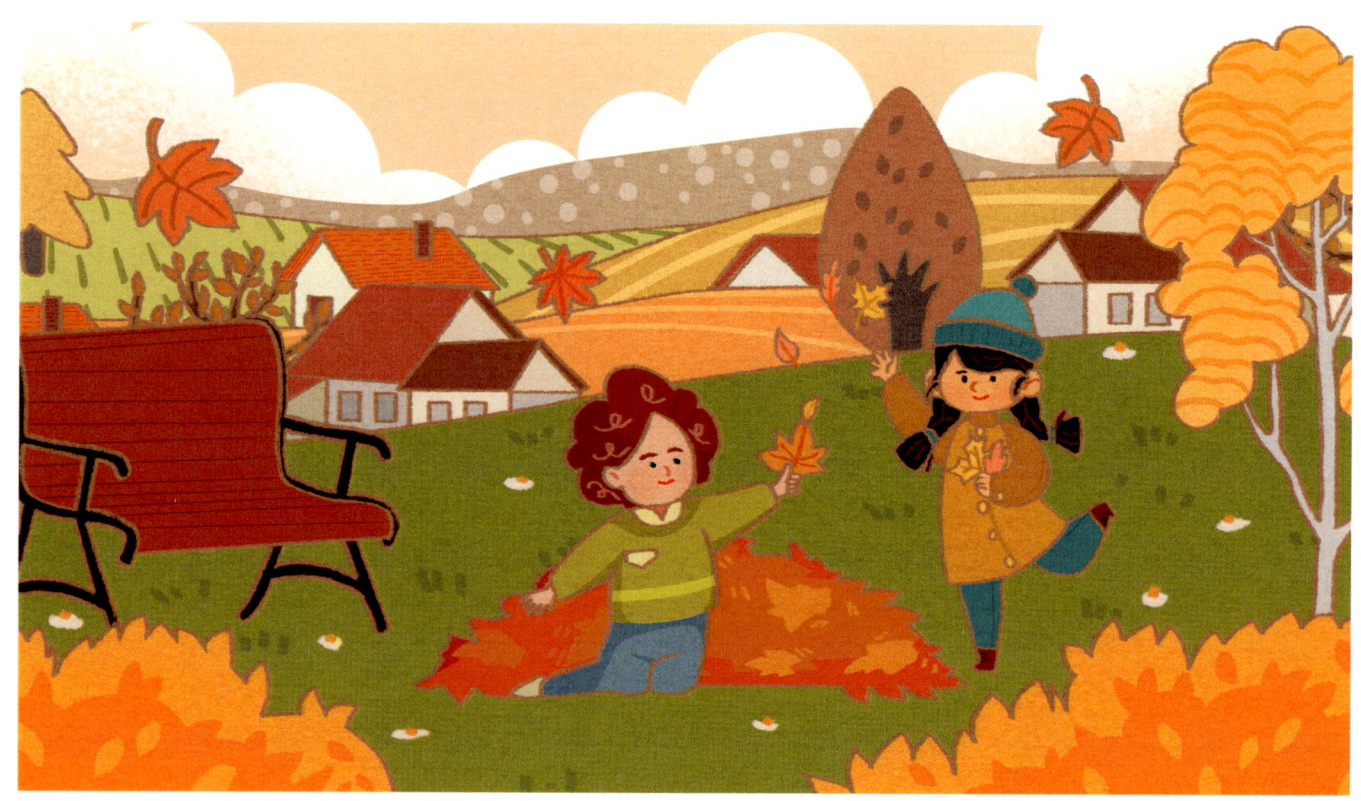

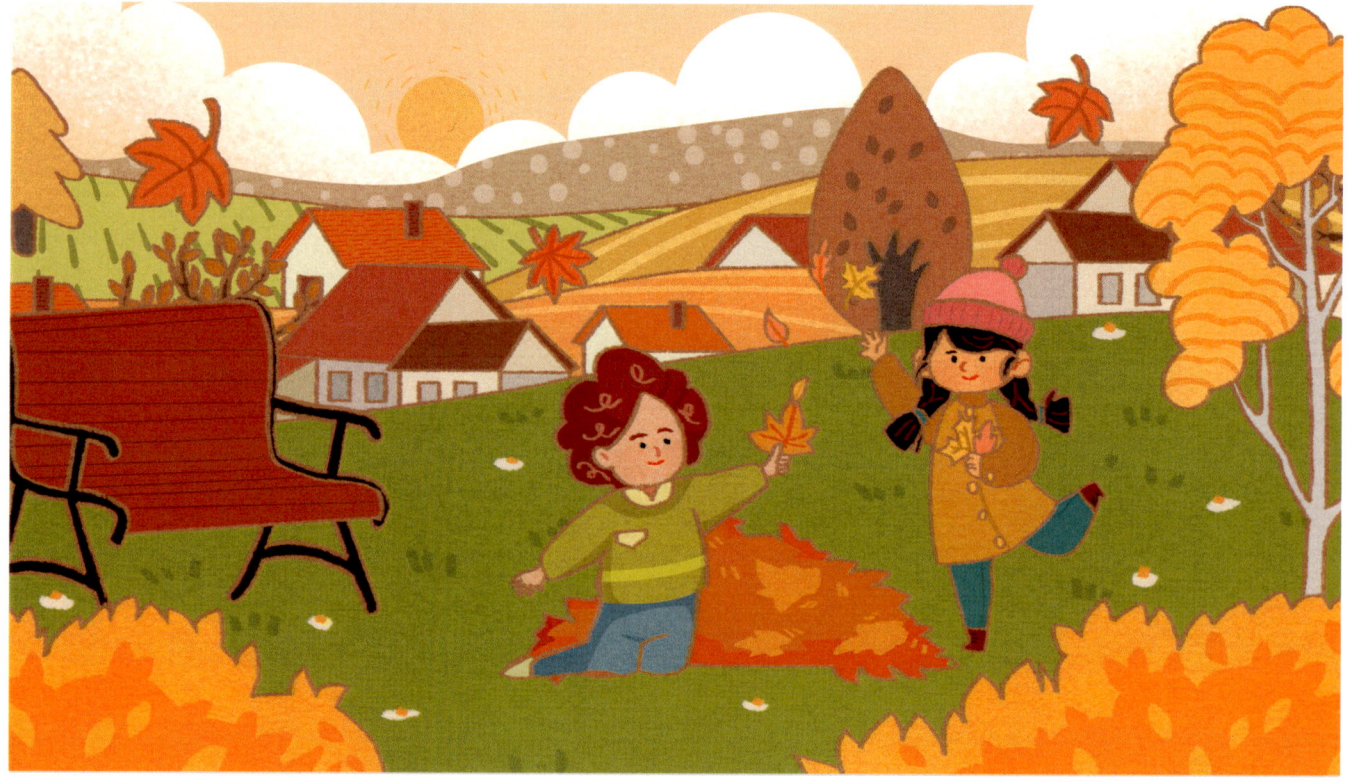

어버이날

두 그림의 다른 부분 5곳을 찾아 동그라미 해보세요.

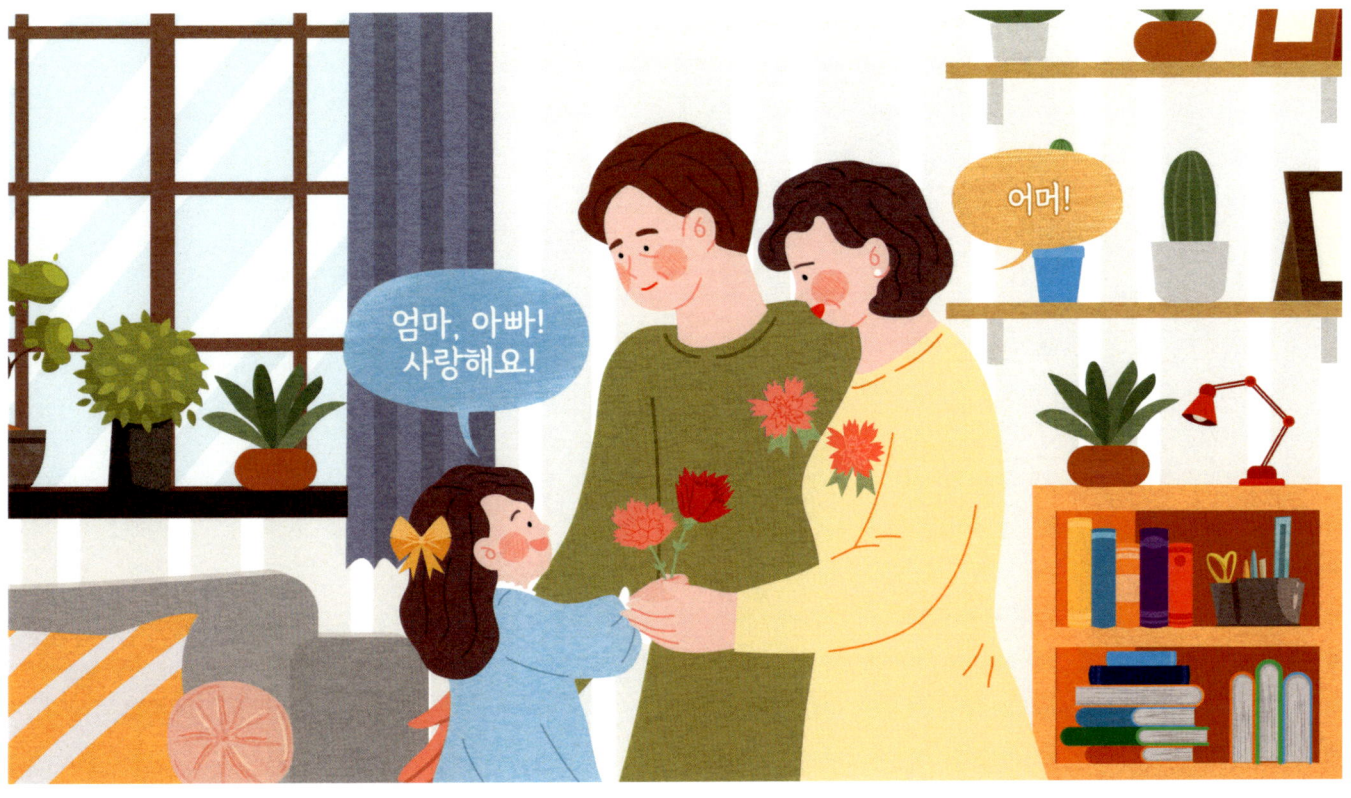

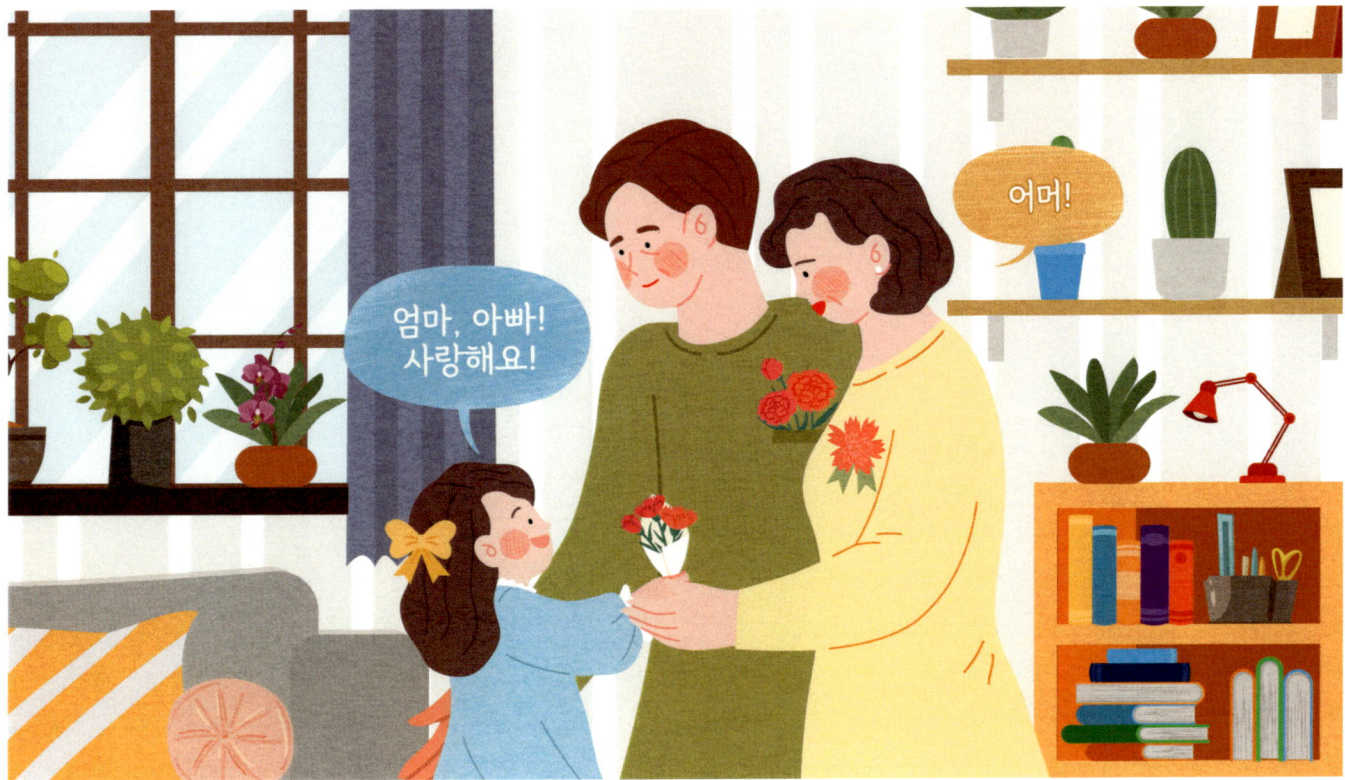

햄버거 먹는 아이들

두 그림의 다른 부분 5곳을 찾아 동그라미 해보세요.

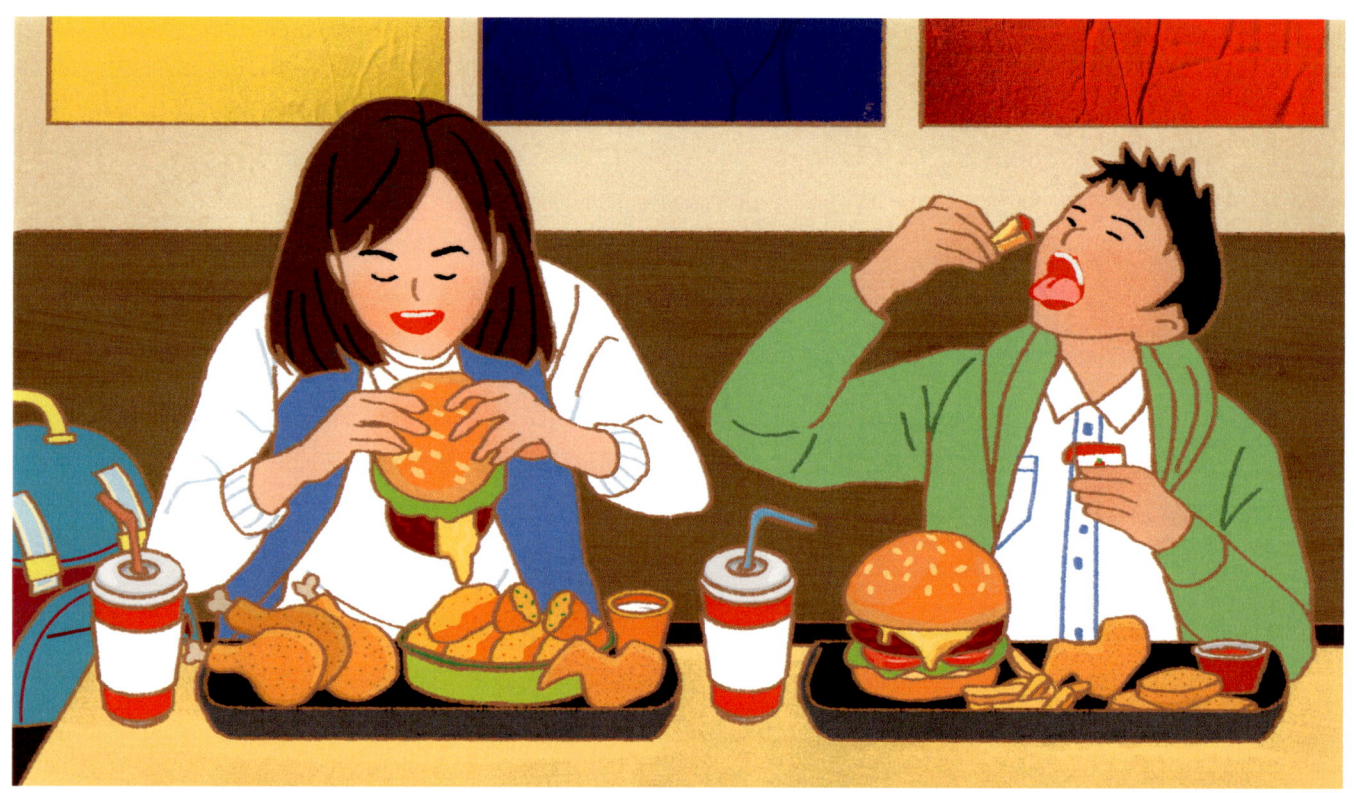

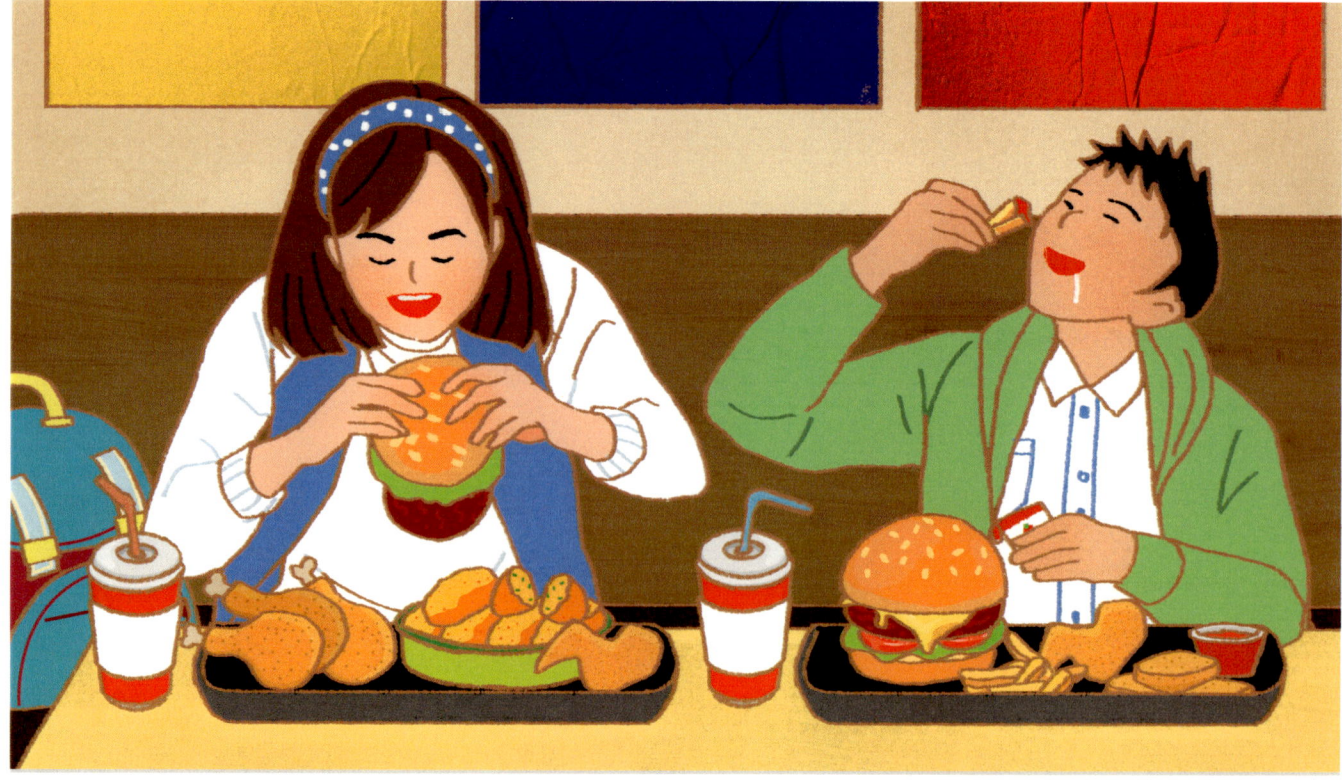

공연 감상하기

두 그림의 다른 부분 5곳을 찾아 동그라미 해보세요.

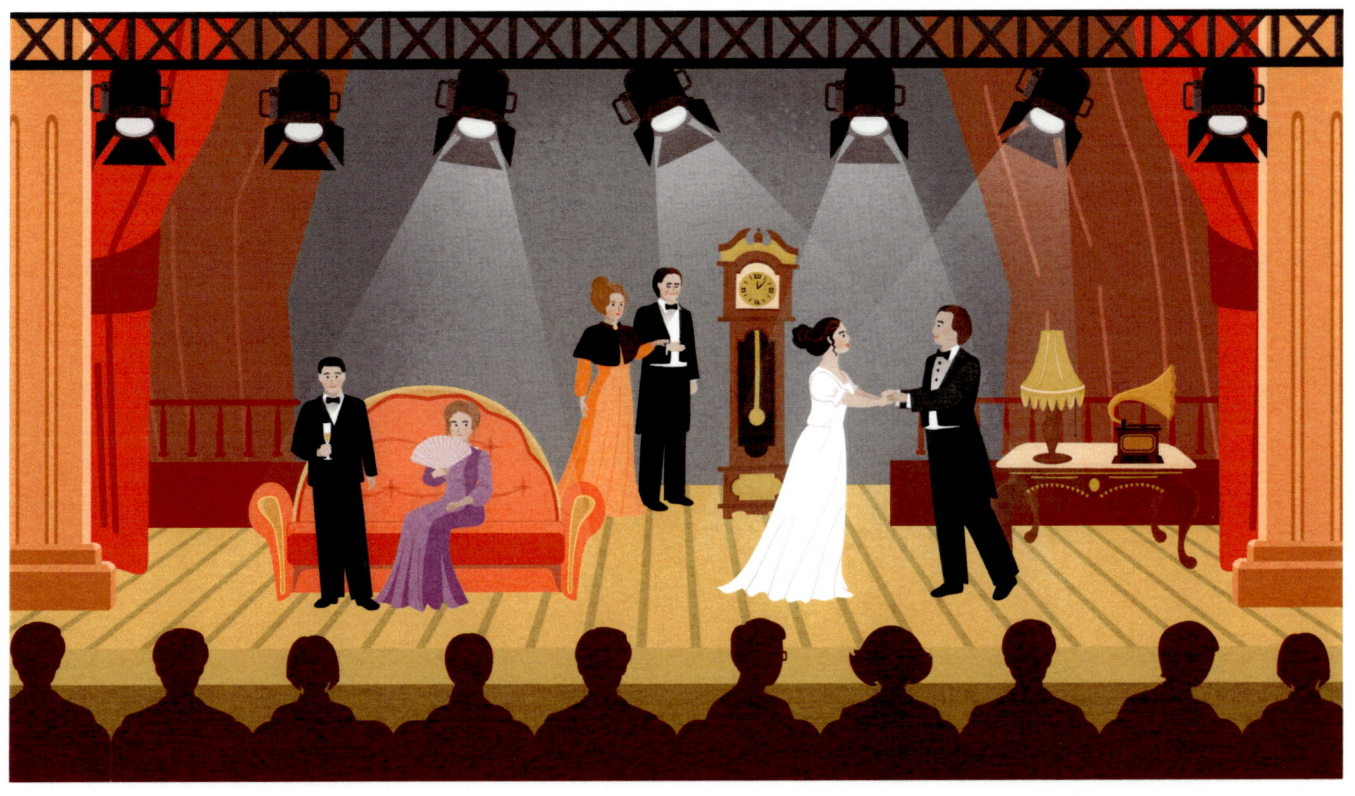

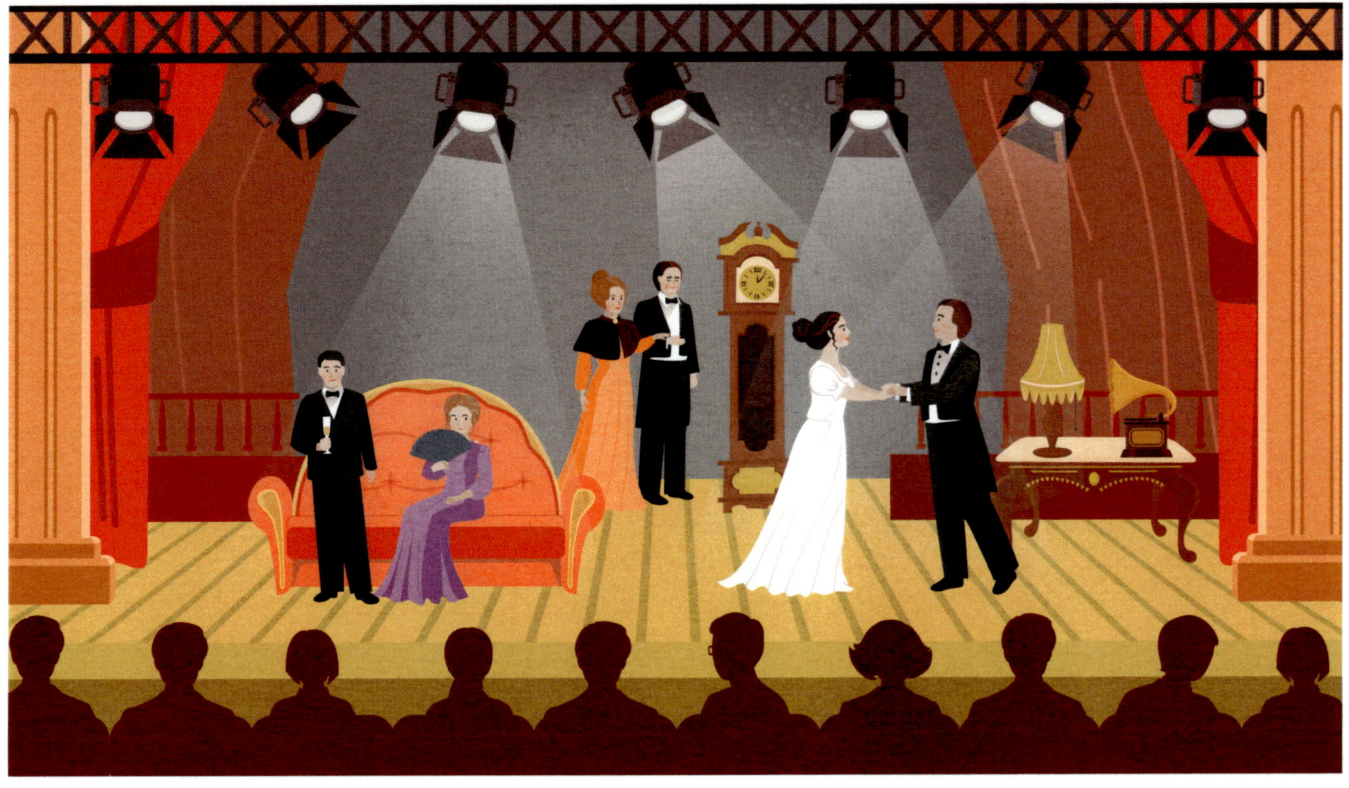

진료받는 날

두 그림의 다른 부분 5곳을 찾아 동그라미 해보세요.

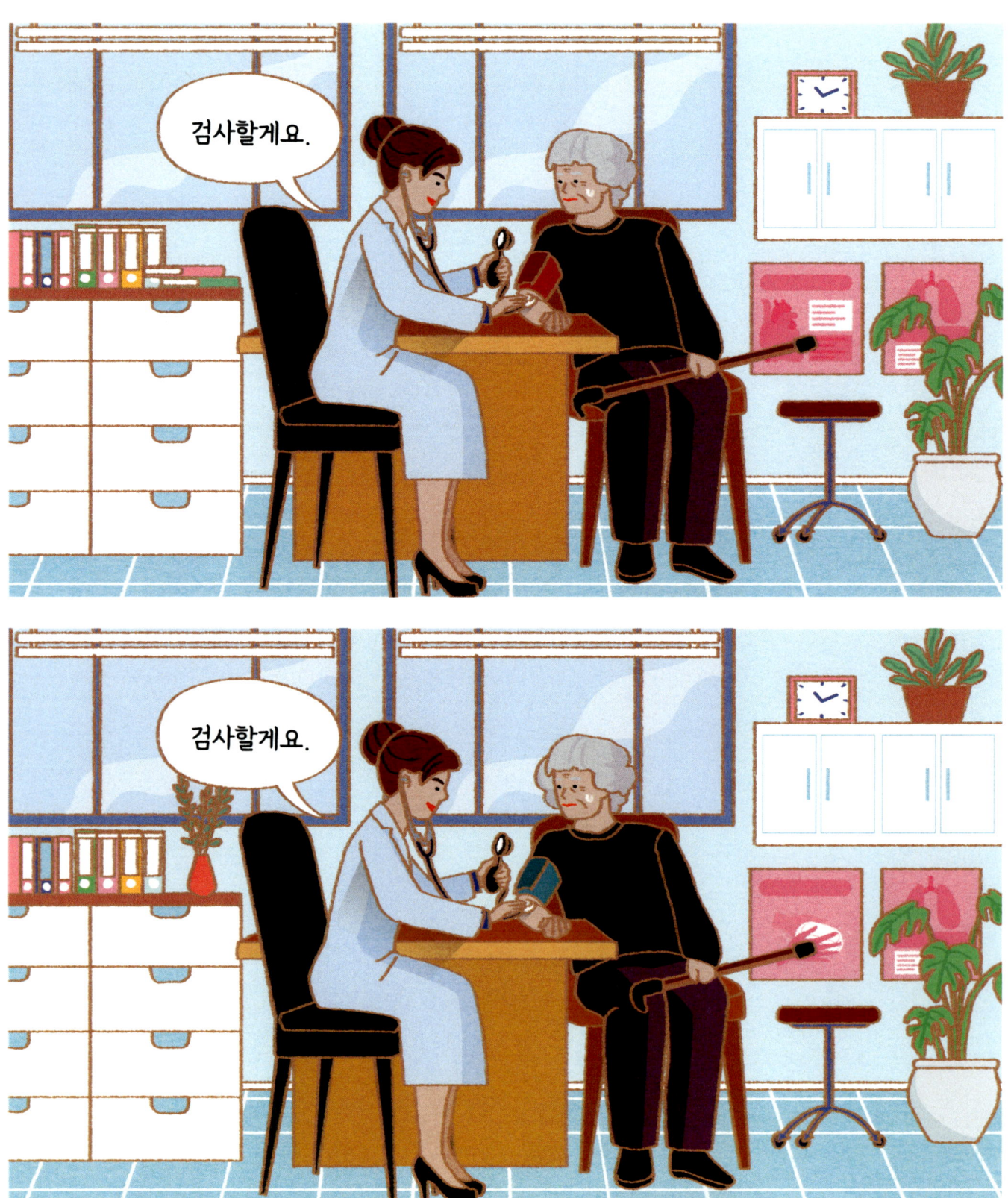

즐거운 배드민턴

두 그림의 다른 부분 5곳을 찾아 동그라미 해보세요.

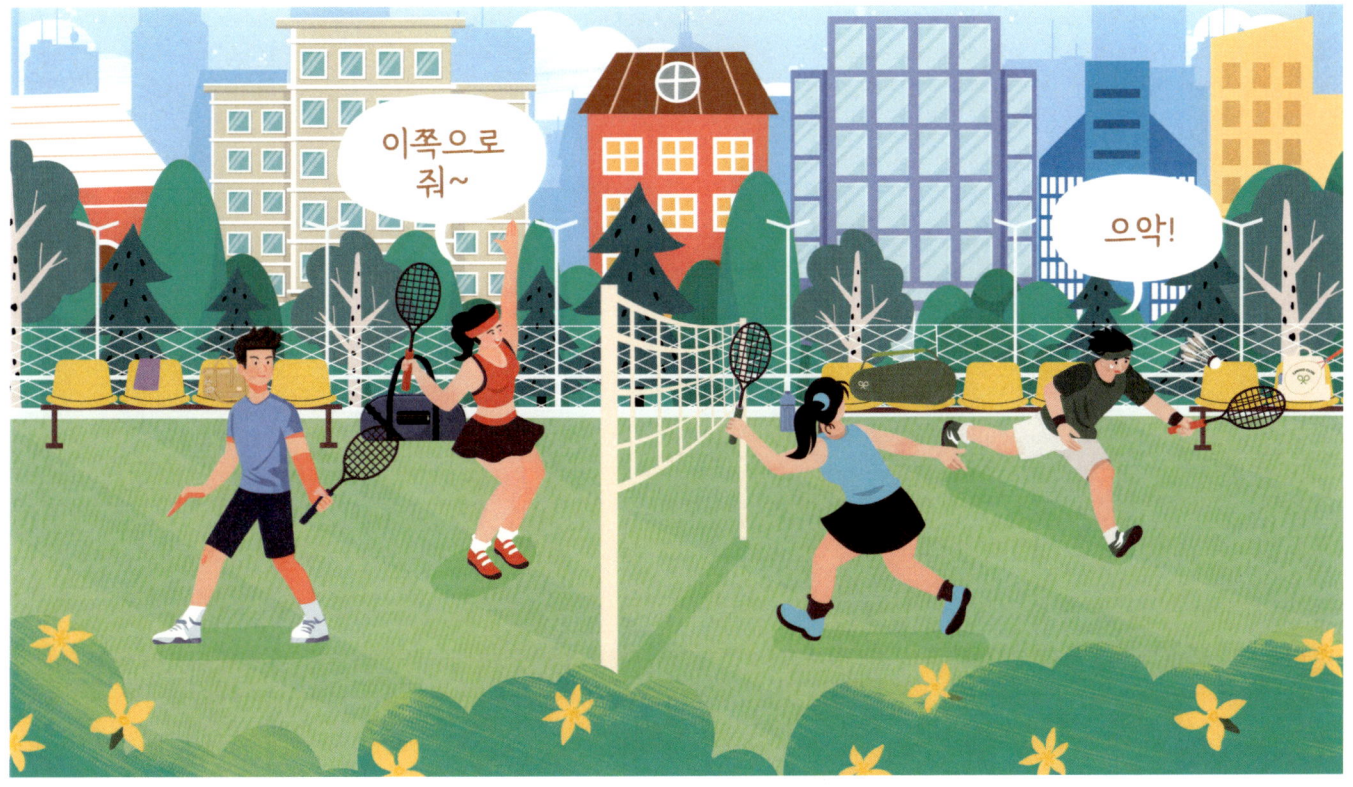

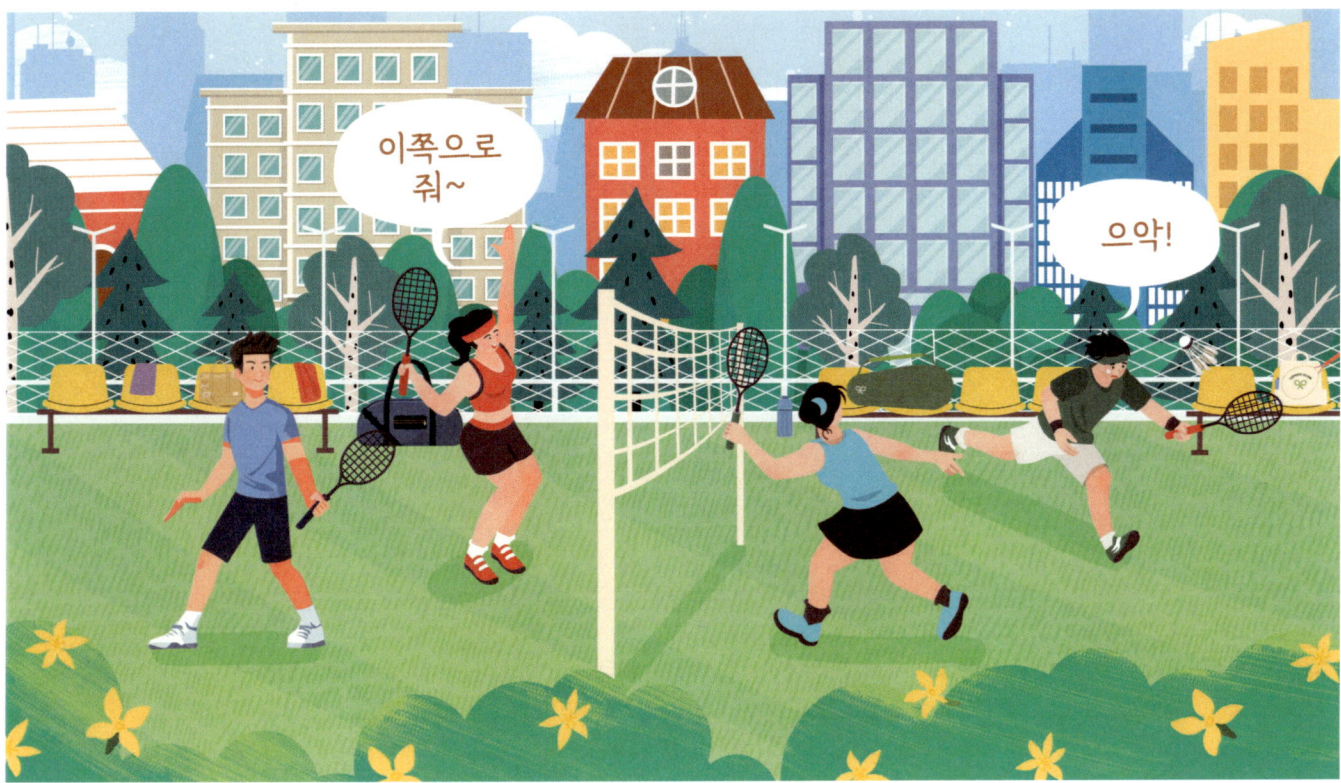

재밌는 윷놀이

두 그림의 다른 부분 5곳을 찾아 동그라미 해보세요.

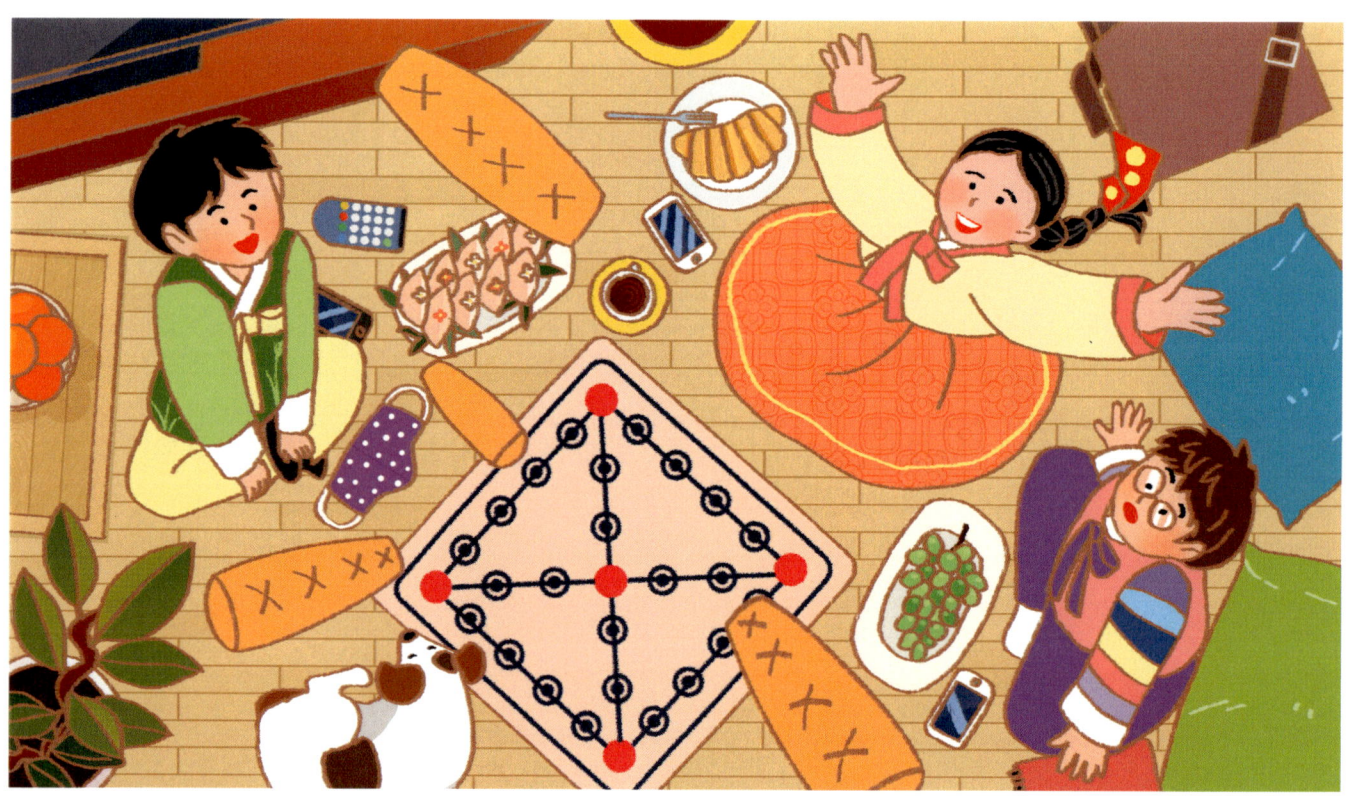

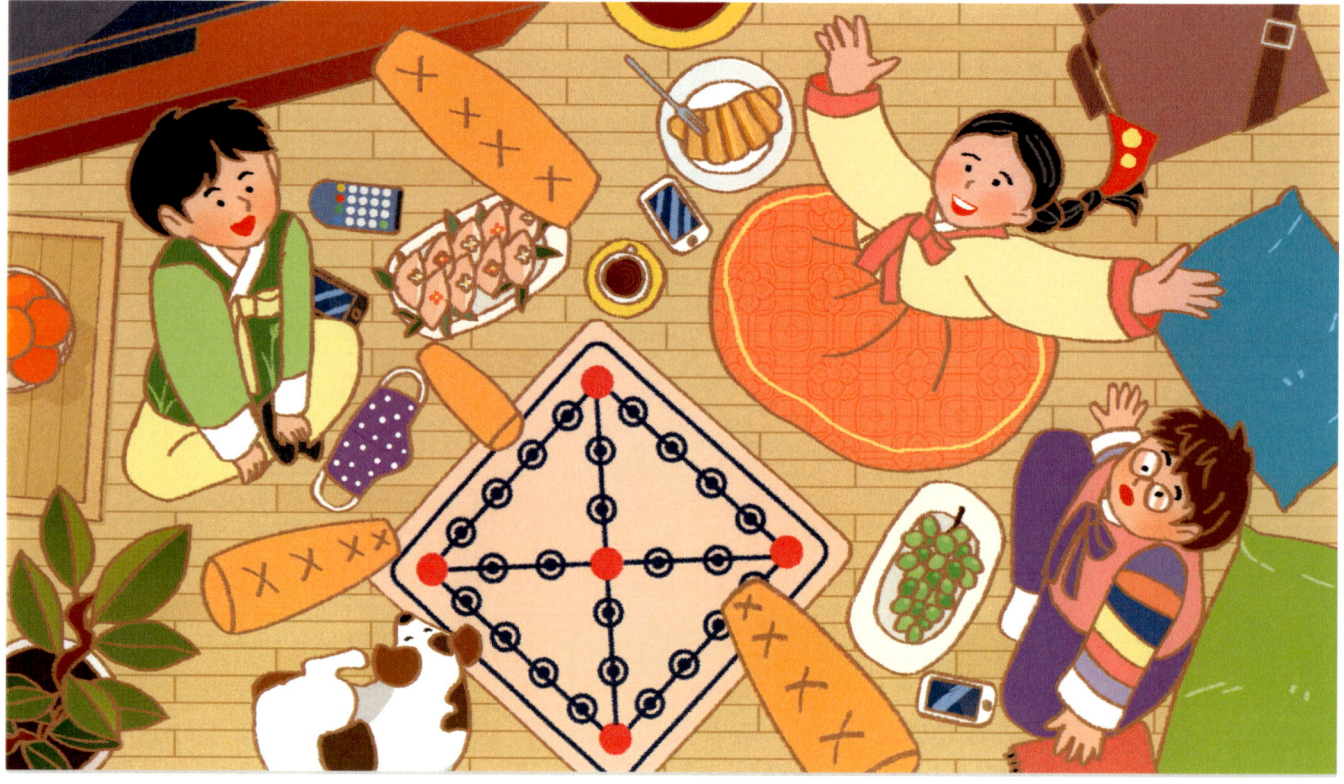

수산물 시장 1

그림을 잘 기억하고, 다음 장으로 넘어가세요.

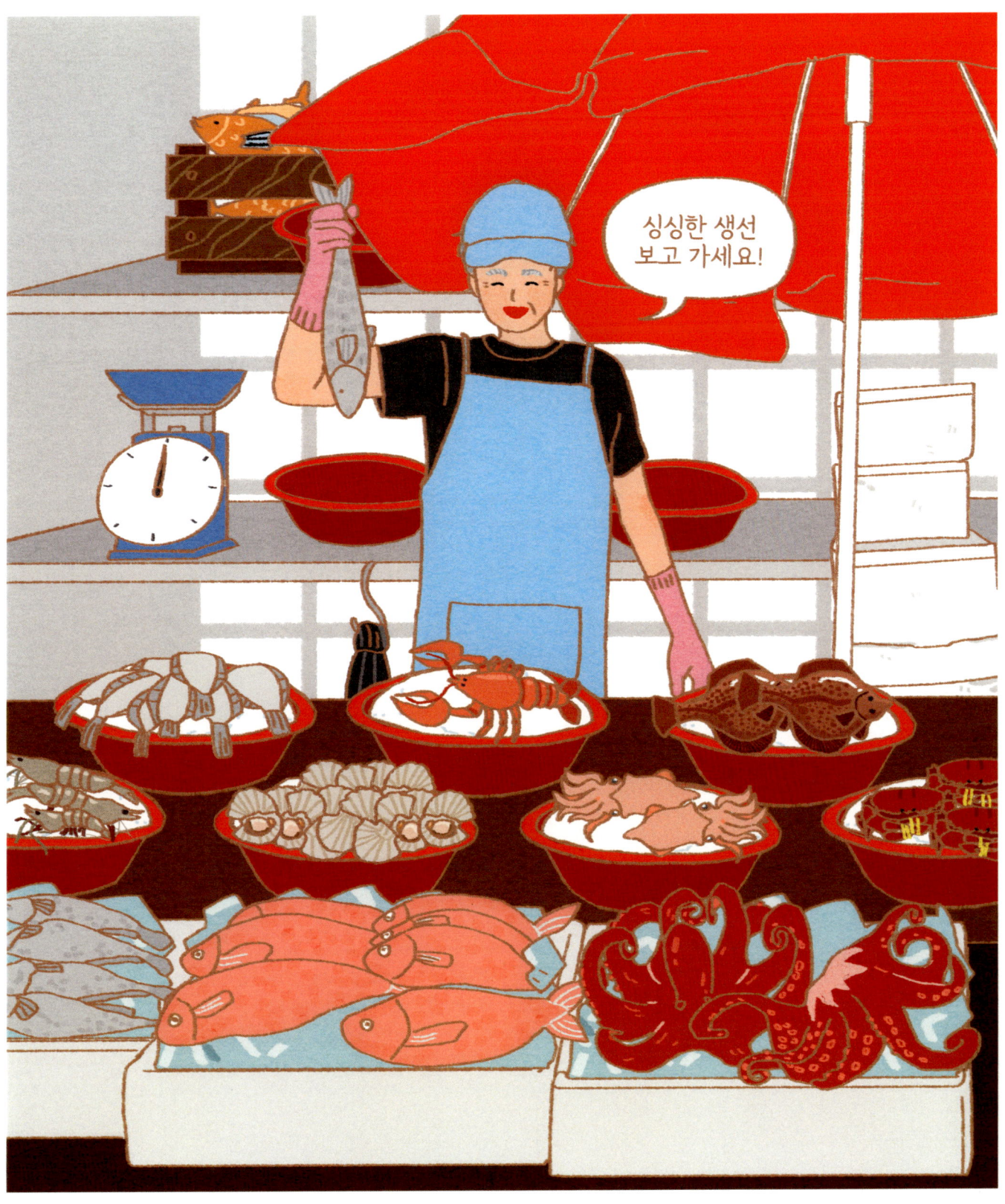

수산물 시장 2

앞 장을 잘 기억해 보고, 바뀐 모습 3곳을 찾아 동그라미 해보세요.

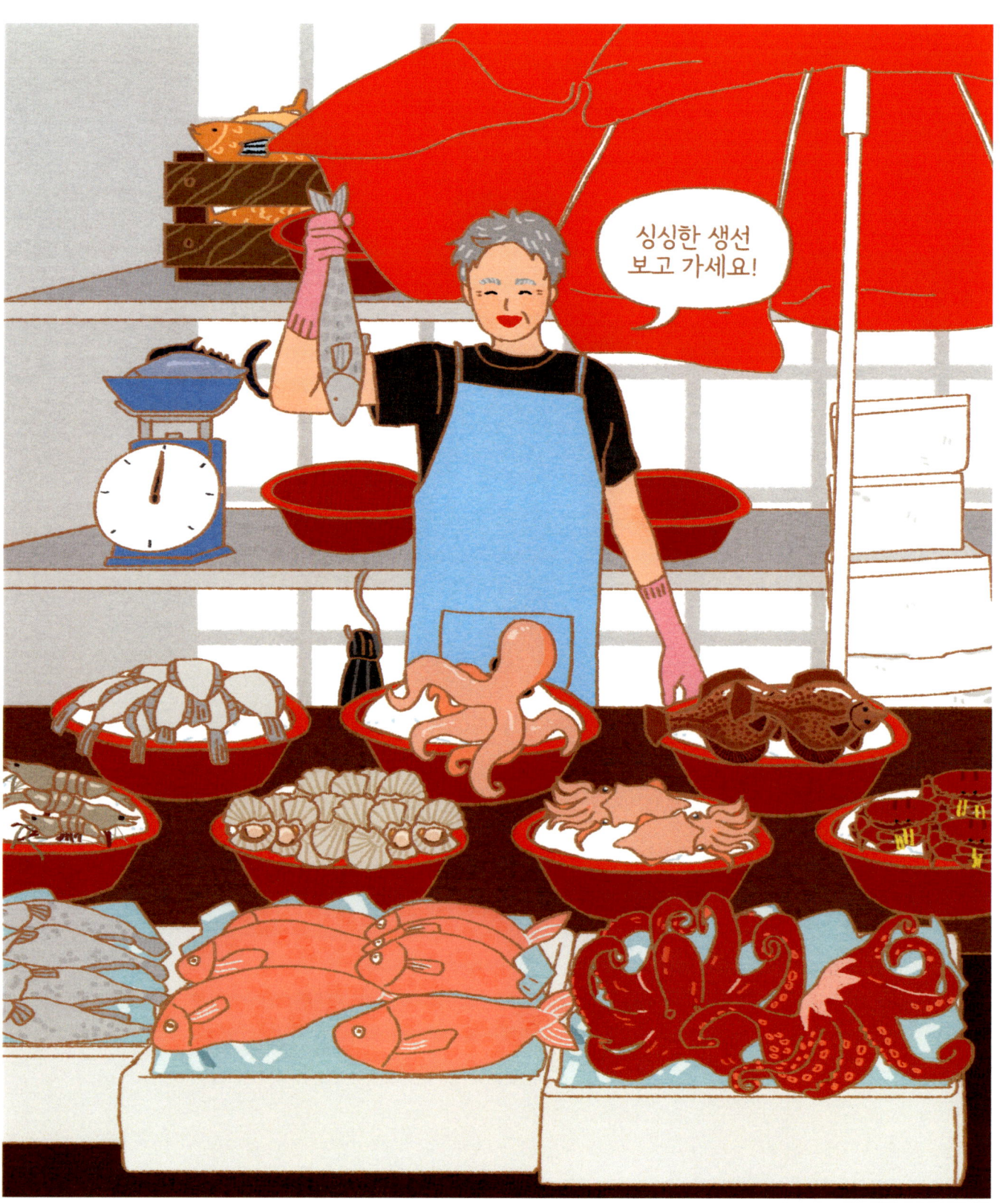

대가족의 식사 시간

두 그림의 다른 부분 5곳을 찾아 동그라미 해보세요.

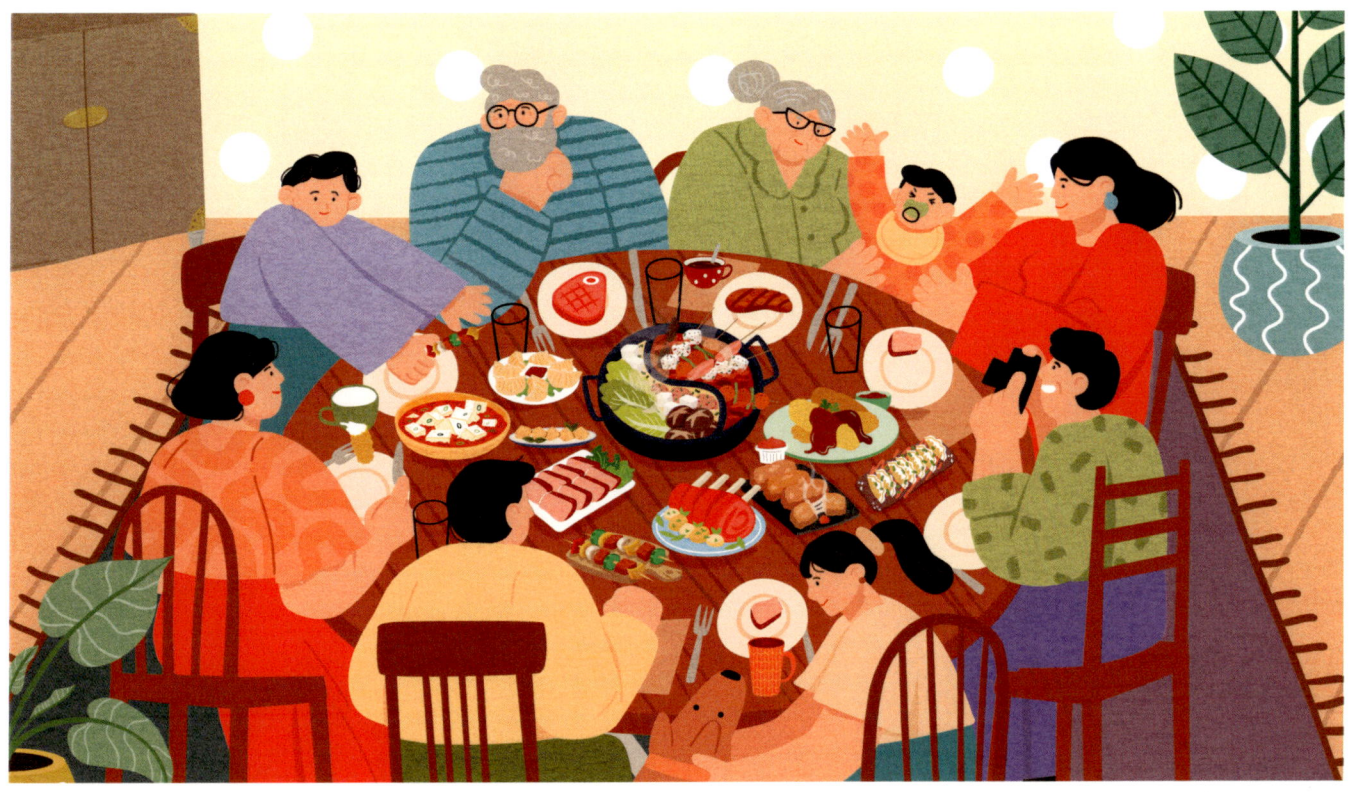

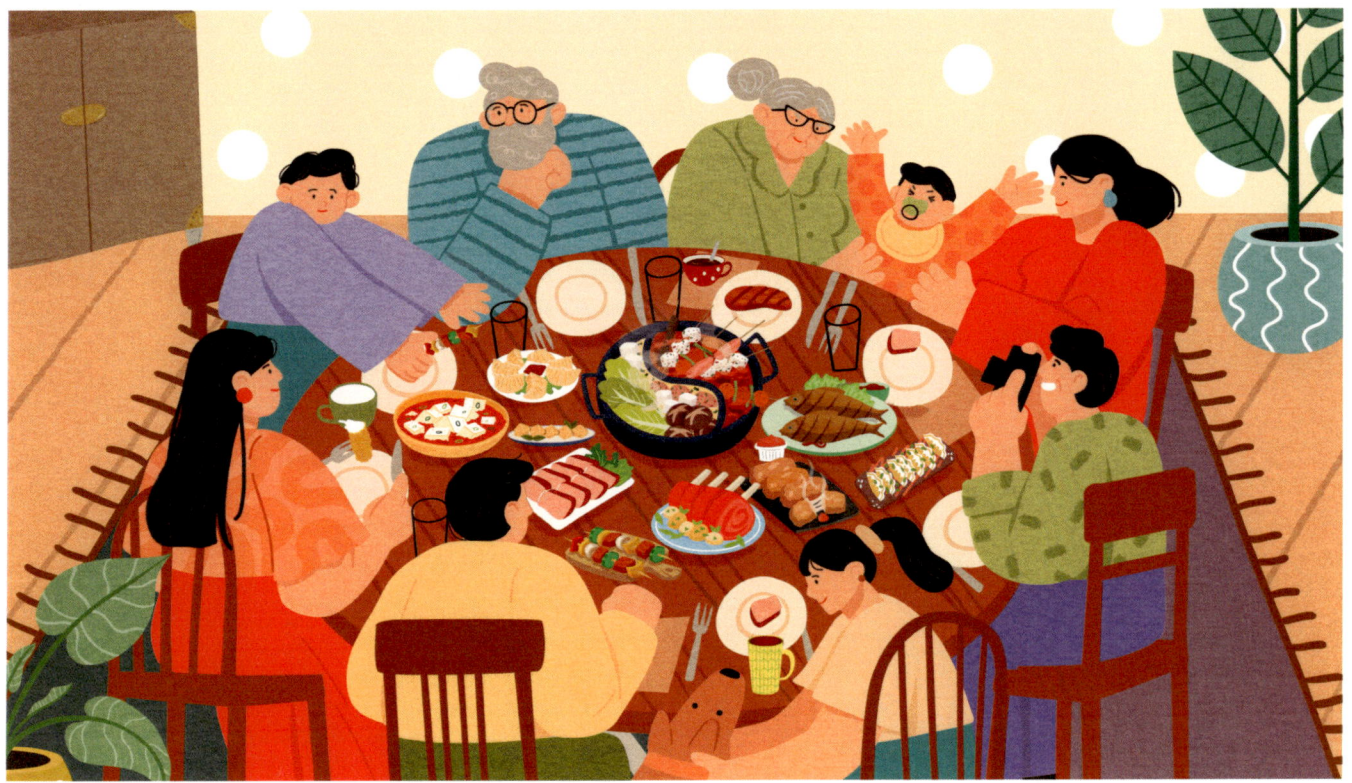

정답

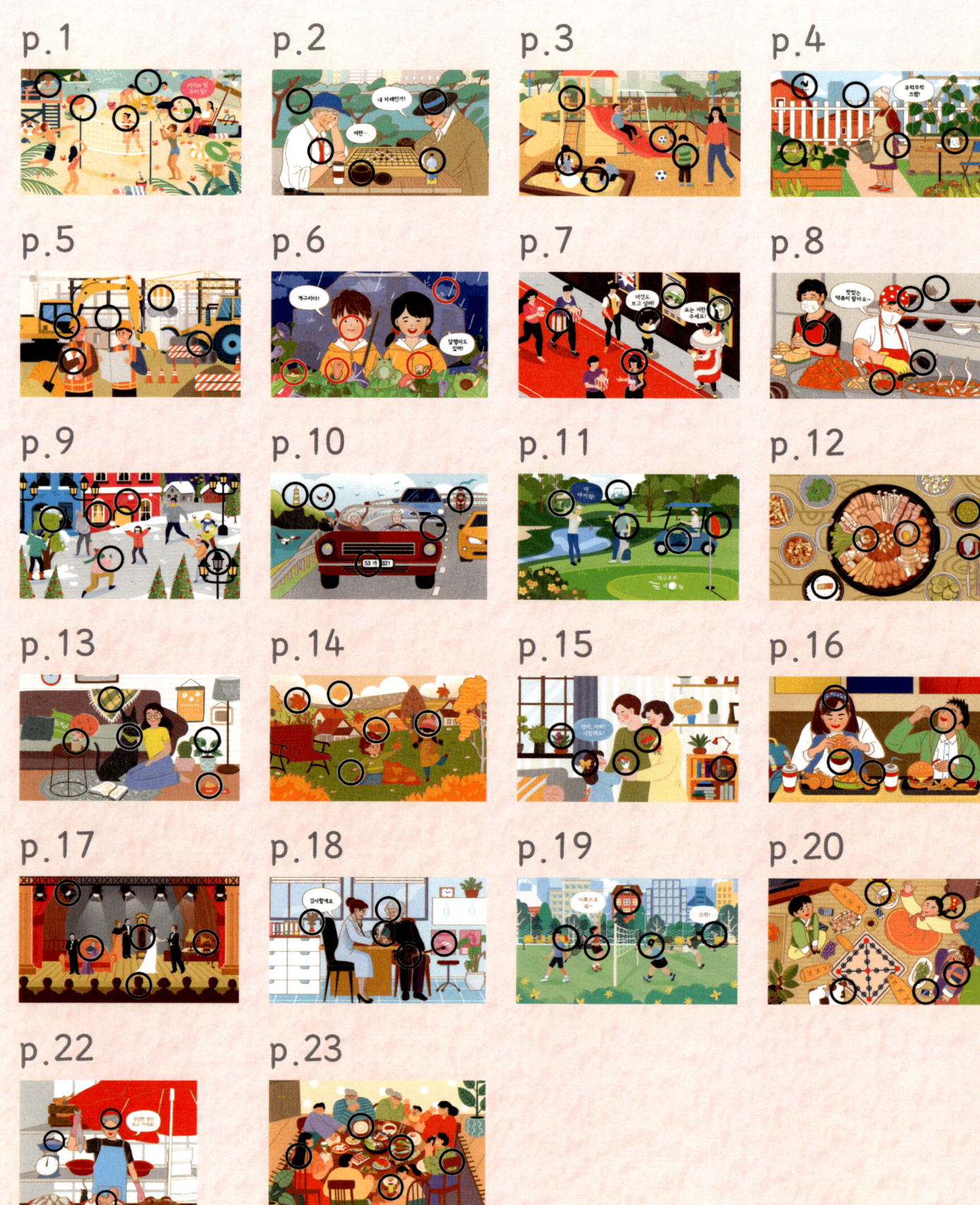